NATALIE
oder
DER KLANG NACH DER STILLE

Für Aurelia Matilda

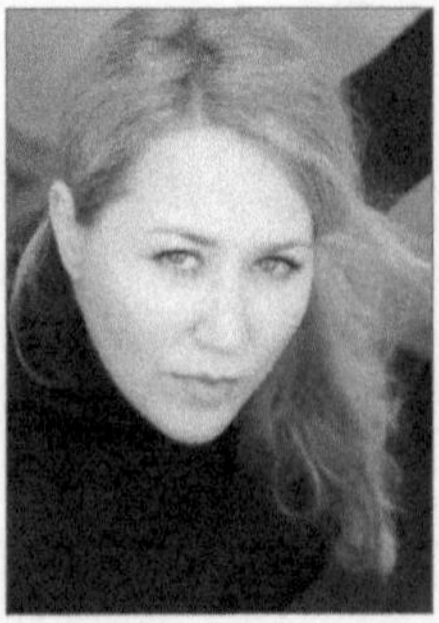

Simone Jung studierte Germanistik, Philosophie und Psychoanalyse in Frankfurt am Main. Sie sammelte journalistische Erfahrung bei Tageszeitungen, Hörfunk und Fernsehen und absolvierte ein Redaktionsvolontariat beim Hessischen Rundfunk. Seither dreht sie als Regisseurin Reportagen, Dokumentationen und Dokumentarfilme. Bei den langjährigen Dreharbeiten für die Dokumentation „Natalie oder Der Klang nach der Stille" entstand die Idee, ein Buch über das Leben der Protagonistin, das Hören und die Stille zu verfassen.

Simone Jung

NATALIE oder DER KLANG NACH DER STILLE

Mabuse-Verlag
Frankfurt am Main

Bibliografische Information der Deutschen Nationalbibliothek

Die Deutsche Nationalbibliothek verzeichnet diese Publikation in der Deutschen Nationalbibliografie; detaillierte bibliografische Angaben sind im Internet unter http://dnb.d-nb.de abrufbar.

Informationen zu unserem gesamten Programm, unseren AutorInnen und zum Verlag finden Sie unter: *www.mabuse-verlag.de*.

Wenn Sie unseren Newsletter zu aktuellen Neuerscheinungen und anderen Neuigkeiten abonnieren möchten, schicken Sie einfach eine E-Mail mit dem Vermerk „Newsletter“ an: *online@mabuse-verlag.de*.

Kasseler Straße 1 a
60486 Frankfurt am Main
Tel.: 069-70 79 96-13
Fax: 069-70 41 52
verlag@mabuse-verlag.de
www.mabuse-verlag.de
www.facebook.com/mabuseverlag

Lektorat: Sonja Siegert, Köln
Satz: Tischewski & Tischewski, Marburg
Umschlaggestaltung: Franziska Brugger, Frankfurt am Main
Umschlagfoto: privat
Foto der Autorin: Claus Setzer

Druck: CPI – Clausen & Bosse, Leck
ISBN: 978-3-86321-185-1
Printed in Germany

Inhalt

1. Teil

2. Teil

Eigentlich dachte ich immer, die Hörenden könnten die Stille der Nichthörenden nicht ermessen. Stille ist ja beinahe etwas Unendliches, wie das Universum. Jetzt - wenn ich nachts meine Ohren „ausschalte" – begreife ich Stille als etwas ungeheuer Kostbares.

Diese Erkenntnis habe ich besonders Simone zu verdanken, ausgerechnet einer Hörenden. Die vielen Gespräche, der Film und nun das Buch – all das hat mich enorm bereichert.

Natalie Girth

1. Teil

Der Klang der Stille

Wie unterschiedlich Stille klingt. Die Stille, die sich über die Landschaft legt, wenn Schnee gefallen ist. Oder die Stille auf dem Berg, fernab jeder Zivilisation. Auch die Stille in der Stadt am sehr frühen Morgen, ehe die Menschen erwachen und allmählich immer geräuschvoller den Tag beginnen. Gefährlich still ist es, stehen sich zwei Cowboys mit der Hand am Colt feindselig gegenüber. Stille bedrückt, wenn ein Schweigen zäh im Raum wabert, das nach Aussprache schreit. Wortlose Verbundenheit zwischen zweien kann befreiend still sein. Unheimlich still liegen ausgestorbene Straßen in der Nacht.

Doch wirklich still ist es nie.

Gehe ich mit Lärmschutz auf den Ohren durch die Straße, dringt noch immer fernes Brummen an mein Ohr. Liege ich auf der Wiese und stopfe Ohropax in die Ohren, höre ich weiterhin schwach das Trällern der Vögel. Gehe ich am Meer spazieren und halte mir die Ohren zu, vernehme ich leise das Rauschen der Wellen. Auch in der Nacht, wenn keine Geräusche mehr tönen, erlausche ich meinen Atem. Selbst wenn ich die Ohren verschließe, dringen die Töne meines Körpers eigenartig hohl an mein Ohr. Vollkommene Stille umgibt mich nie. Niemals.

Hören kann man nicht abstellen.

2007
Eine Begegnung

Natalie lernte ich auf einer Weihnachtsfeier kennen. Ein Bekannter hatte in sein Architekturbüro eingeladen. Auffällig, die junge, hübsche Frau mit langem, blondem Haar, die hier und da hantierte und sich um die Gäste kümmerte. Nach einer Weile des Parlierens mit diesem und jenem häufte ich mir ein wenig vom zubereiteten Essen auf den Teller und nahm Platz an einem der weißen Arbeitstische. Nicht lange darauf trat die junge, hübsche Frau dazu, fragte, ob sie sich setzen dürfe, und nahm mir gegenüber Platz.

„Ich bin Natalie", stellte sie sich vor. Sie ergänzte, für das Büro als Architektin zu arbeiten, ehe sie wieder fortging, um Salz zu holen.

Ich überlegte, was für einen Akzent sie sprechen mochte. Französisch war es nicht, kein Niederländisch, auch kein skandinavischer Zungenschlag.

Als handle es sich um eine Nebensächlichkeit, warf mir mein Bekannter, der gerade vorbeilief, die Worte hin: „Du musst sie anschauen, wenn du mit ihr sprichst. Natalie ist taub. Sie liest von den Lippen ab", und wendete sich anderen Gästen zu.

Von den Lippen liest sie ab?! Jedes einzelne Wort? Wie macht sie das?, fragte ich mich und stellte mir das ungeheuer schwierig vor.

Als Natalie mit einem Salzstreuer in der Hand zurückkehrte, beschloss ich, sie ohne Umschweife auf ihre Taubheit anzusprechen. Noch nie zuvor war ich einem Menschen begegnet, der mir die Wörter und Sätze von den Lippen abliest, und ich fragte, ob ich mehr darüber erfahren dürfe.

„Warum nicht?“, erwiderte sie. „Ich lebe schon immer damit, praktisch taub zu sein, und habe von klein auf gelernt, in der Welt des Hörens zurechtzukommen. Seit einiger Zeit denke ich allerdings darüber nach, mich operieren zu lassen. Es gibt eine Operation, die mir vielleicht zum Hören verhelfen kann.“

„Eine Operation, die dir zum Hören verhilft? Wie ist das möglich?“

„Es würde ein sogenanntes Cochlea-Implantat in meinem Kopf eingesetzt. Das soll dafür sorgen, die Töne aufzunehmen und an das Gehirn weiterzuleiten. Wer, wie ich, dreißig Jahre nie gehört hat, muss das Hören dann erst lernen. Das ist wohl ziemlich anstrengend, aber ich möchte einmal Kinder haben. Und ich möchte gerne hören, wenn meine Kinder lachen oder weinen.“

Immer mehr Fragen drängelten:

Warum kann sie nicht hören?

Wie findet man sich in einer Welt zurecht, in der alle hören, nur man selber nicht?

Wie kann man sprechen lernen, wenn man Sprache nie gehört hat?

Was bedeutet es überhaupt, in einer Welt ohne Töne zu leben?

Und was geht in einem gehörlosen Menschen vor, wenn plötzlich die Welt der Töne über ihn hereinbricht?

Wir trafen uns wieder, und die Gespräche führten zu dem Entschluss, einen Dokumentarfilm über Natalies Geschichte zu drehen. Sie wollte andere Betroffene teilhaben lassen an dem Prozess, als praktisch tauber Mensch vielleicht hörend zu werden. Wie tiefgreifend dieser Weg zum Hören Einfluss nehmen würde auf ihr

Leben, überstieg zu diesem Zeitpunkt unsere Vorstellungskraft.

Und so begann ich, der Welt der Stille und jener der Töne nachzuspüren, und darüber vergingen bald fünf Jahre.

Und weil dem Film, der in dieser Zeit entstand, eine große Anzahl von Zuschriften und viele weitere Fragen folgten, fing ich an, Natalies Geschichte aufzuschreiben und zu ergänzen, was bislang ungesagt geblieben war. Die folgenden Seiten basieren auf zahlreichen Gesprächen und Interviews: mit Natalie, mit ihrem Lebensgefährten, mit einigen ihrer Angehörigen und Freunde, mit Ärzten, mit Sprech- und Hörtrainern. Und natürlich auf vielen Beobachtungen und auf manchem, das nur zwischen den Zeilen vernehmbar ist.

Welt ohne Ton

Wenn Natalies Tag beginnt, ist nur Stille. Kein Motorenknattern dringt an ihr Ohr, kein Blätterrauschen, kein Rufen und kein Atmen. Natalie ist praktisch taub. Ohne Hörgerät hört sie nichts. Gar nichts. Die Stille in ihrer Welt ist pur, vollkommen ungetrübt. Wie ein Vakuum. Hält sie die Augen geschlossen, ist sie abgeschnitten von der Welt um sie herum. Dann hat sie ihre Träume, ihre Gedanken, ihre inneren Bilder. Wer sie in einem solchen Moment anspricht, ohne sie anzutippen, bleibt abwesend. Schlägt sie die Augen auf, sieht sie Bilder eines Stummfilms in Farbe. Nur sind diese Bilder keine Leinwandprojektion. Es ist ihre Wirklichkeit. Wenn sie von der Wahrnehmung Hörender spricht, sagt sie deshalb häufig: „eure Welt“, spricht sie von ihrer eigenen Wahrnehmung, sagt sie: „meine Welt".

Mit routiniertem Handgriff setzt sie das Hörgerät auf ihr Ohr. Auch wenn sie es einschaltet, kann sie nicht hören, was ihr Lebensgefährte Johannes zu ihr sagt. Er muss zu ihr gehen und ihren Blick suchen, wenn er etwas mitteilen oder fragen möchte. Denn auch mit Hörgeräten tönt Natalies Welt wie aus sehr weiter Ferne und ganz dumpf.

Zu dem, was sie wahrnimmt, sagt sie: „meine Geräusche". Und sie ergänzt: „In Euren Ohren würden meine Geräusche wahrscheinlich klingen wie ein ferner Hauch. Denn während ihr ein Tonspektrum habt von zigtausenden Tönen, habe ich vielleicht eines von fünfzig, vielleicht auch nur von dreißig."

Weder ihre eigene Stimme noch die Stimme von Johannes oder die irgendeines anderen Menschen hat sie je gehört.

Bewegt sich Johannes mit Schuhen durch die Wohnung, registriert sie das Auftreten seiner harten Sohlen. Steht er vor ihr und fragt, ob sie Kaffee oder Tee möchte, nimmt sie zwar nicht seine Worte, aber ein rhythmisches Grummeln wahr.

Hörreste nennen das die Ohrenheilkundigen. Sie sagen deshalb, Natalie ist *praktisch* taub. In Natalies Ohr scheint noch ein intakter Hörnerv zu schlummern. Aber ob Natalies Wahrnehmung einem ganz schwachen Hören nahekommt oder ob ihr Erschütterungen und Vibrationen einen Eindruck von Hören verschaffen, vermag niemand wirklich zu beantworten.

Dieses Restgehör ist für Natalie sehr wichtig. Auch wenn es in den Ohren Hörender nur wie ein kaum vernehmbarer Hauch klingen würde. Oder wie ein dumpfer Schlag, ganz leise und in Zeitlupe abgespielt. Vielleicht wie ein Rascheln in der Nacht, kaum merklich, weshalb man sich des Geräusches doch nicht sicher ist. Möglicherweise wäre der Hörrest auch erst dann wahrnehmbar, wenn die Töne, die das Hörgerät um ein Vielfaches verstärkt, Vibrationen auslösen. Dann nämlich werden diese Töne zu einer physischen Empfindung, die sich, je nach Tonlage, anders anfühlt. Wie auch immer dieser Hörrest in unseren Ohren klingen würde - für einen praktisch tauben Menschen ist dieser minimale Rest nicht weniger existenziell als für einen Hörenden das intakte Gehör. Wenn auf einmal jemand dem Hörenden das Gehör abstellen würde, wie man jäh eine Stereoanlage ausschaltet, fiele ein elementarer Sinn zur Orientierung aus. Ebenso ist für Natalie der Hörrest Orientierung und Halt. Er vermittelt ihr das Selbstvertrauen, sich einigermaßen sicher durch den Alltag bewegen zu können.

Um mir eine Idee von ihrem Hören mit Hörgeräten zu vermitteln, spornt Natalie meine Fantasie an: Stelle dir vor, du betrachtest eine Fotografie. Diese Fotografie ist so unscharf, dass der abgebildete Gegenstand beim besten Willen nicht zu erkennen ist. Du aber verweilst davor, überlegst, was darauf zu sehen sein könnte, versuchst mit hochkonzentriertem Blick, die Konturen, wenigstens Schemen herauszufischen. Das Nachdenken darüber führt zu allerlei Vermutungen, aber sicher sein über das Abgebildete kannst du dir nie.

Zwischen Schwarz und Weiss liegen viele Grautöne

Wäre Natalie nicht taub, hätten sich viele Ereignisse und Geschichten in ihrem Leben nicht zugetragen. Geschichten, die sie zu der Person gemacht haben, die sie ist. Niemals möchte sie die missen.

So viele Menschen hätte sie nicht kennengelernt. So viele Gedanken hätte sie nicht gedacht, und so viele Gefühle hätte sie nicht empfunden. Praktisch taub zu sein, hat sie viel gelehrt und ihr Fähigkeiten mitgegeben, die sie nie erworben hätte, wäre sie normal hörend.

„Sollte ich je hören können, möchte ich mich immer daran erinnern, wie es war, nicht zu hören", sagt sie, während sie noch das Für und Wider der Implantation einer Hörprothese abwägt.

Ausgelöst durch diese Überlegungen und die anstehende, folgenschwere Entscheidung, beschließt Natalie, der Frage nachzugehen: Was hat es eigentlich bedeutet, als gehörloser Mensch aufzuwachsen? Sowohl für ihr eigenes Leben als auch für ihre Familie?

Sie zieht Erinnerungen aus dem Schoß der Zeit, und manche schwingen, trotz der Stille, wie Klänge in einem Resonanzkörper.

Der Frühling liegt über Venedig, dieser wundervollen Stadt, in der das Leben für Menschen ohne Gehör so entspannt sein kann, da sie frei ist von motorisiertem Straßenverkehr. Ein Konzert findet im Paradiso Perduto statt, einem der ältesten Lokale Venedigs. Fasziniert schaut Natalie dem Spiel eines blinden Pianisten zu. Sie spürt, wie die Holztische vibrieren. In der Pause wendet sich der Pianist zu Natalie um und bittet, zur Toilette begleitet zu werden. „Sie haben sich die passendste Person im Raum ausgesucht", erwidert Natalie. „Sie können nicht sehen, und ich kann nicht hören." Sie führt den blinden Pianisten zur Toilette. Zum Dank lädt er sie ein, sich während des Konzerts neben ihn zu setzen, um den Flügel zu berühren. Natalie folgt seinem Vorschlag, nimmt neben dem Instrument Platz und legt ihre Hände auf den Resonanzkörper. Durch des Pianisten Spiel in Schwingungen versetzt, vermag sie die Töne des Flügels zu fühlen. In der nächsten Pause tritt der Violinist hinzu und bemerkt, das Gefühl, die Vibration des Klaviers zu spüren, sei gar nichts gegen seine Violine. Er fordert Natalie auf, das äußerste Ende des Halses seines Instruments, dort, wo sich die Schnecke kreisförmig verjüngt, zwischen ihre Zähne zu legen. Dann beginnt er zu spielen. Die Klänge durchdringen ihren Körper, gehen durch Mark und Bein. Natalie wird selbst zum Resonanzkörper.

Tonlos telefonieren geht nicht

Natalie lebt nicht in Venedig. Sie wohnt in einer deutschen Großstadt mit Bussen und Straßenbahnen, vielen Kreuzungen, mehrspurigen Alleen und kollabierendem Berufsverkehr. Zur Arbeit fährt sie mit dem Fahrrad, schlängelt sich durch Autokolonnen und hat ihre Augen überall. Auf dem Weg holt sie sich ein Croissant, unterhält sich mit dem Ladenpersonal, schaut schnell auf ihr Mobiltelefon nach eingegangenen SMS und radelt weiter ins Büro.

Dort ist sie häufig die Erste, bereitet sich einen Kaffee mit viel Milchschaum zu, geht mit der Tasse an ihren Platz und fährt den Computer hoch. Das Telefon klingelt. Die Nummer des Anrufers erscheint auf dem Display und ein kleines, rotes Licht am Apparat beginnt zu blinken. Natalie nimmt den Hörer nicht ab. Sie würde nicht hören, was der Anrufer sagt. Während sie eines ihrer Projekte aufruft, klingelt das Telefon ein zweites und bald darauf ein drittes Mal. Es ärgert sie, dass sie untätig, ja hilflos vor dem Telefon sitzen muss. Der Ärger vermischt sich hin und wieder mit Resignation. Nicht telefonieren zu können, schränkt nicht nur ihre beruflichen Möglichkeiten ein.

Am Telefon werden Verabredungen getroffen, Termine verschoben, Probleme erörtert, Missverständnisse geklärt, Aufträge vergeben. Am Telefon wird recherchiert, geforscht, konferiert, ein kurzer Rat gegeben, es wird der neueste Tratsch verbreitet, Langeweile vertrieben, es werden Befindlichkeiten und Sehnsuchtsbekenntnisse ausgetauscht.

Diese Form der Kommunikation ist Natalie verschlossen.

Was selbstverständlich ist, bleibt meist unbemerkt. Erst wenn das vermeintlich Selbstverständliche nicht mehr funktioniert, bemerkt man plötzlich sein Fehlen. Wer einmal vor dem E-Mail-Zeitalter durch eine Erkältung keine Stimme mehr hatte, kann vielleicht nachvollziehen, wie aufgeschmissen man war, musste man eine Verabredung absagen oder in Windeseile eine wichtige Information weitergeben. Das Telefon war die schnellste Verbindung zur Außenwelt. Wie aussichtslos war somit auch der umgekehrte Fall: der Versuch, stimmlos den Hörer abzunehmen, wenn das Telefon klingelt. Dem mit einem Schweigen konfrontierte Anrufer bleibt nur ein verwundertes „Hallo?!“ Klingt dann noch immer rein gar nichts aus der Leitung, ist es nur allzu verständlich, wenn er nach einigen weiteren, immer ungeduldigeren „Hallos?" ärgerlich auflegt.

Zum Glück kommt eine durch Erkältung verlorene Stimme nach ein paar Tagen zurück.

Natalie leiht sich ein Ohr, wenn sie telefonieren muss. Sie bittet eine Person, den Hörer ans Ohr zu legen und sogleich zu wiederholen, was der Teilnehmer am anderen Ende der Leitung sagte. Sie liest dann die Wörter von den Lippen ab, kann selbst erwidern und ist bei jeder weiteren Antwort ihres Telefonpartners erneut auf die Hilfe ihres Mediums angewiesen. Nicht selten führt diese Person nach vorheriger Absprache für sie das ganze Gespräch.

Natalies Gehör kommt nicht nach ein paar Tagen zurück.

Telefonieren ist nicht nur ein Austausch von Wörtern. Die Stimme des anderen kann trösten, verbinden, Distanzen überbrücken. Natalie hatte Heimweh, als sie fast ein Jahr lang als Architektin in Seoul arbeitete. Zwar hatte sie niemals in ihrem Leben die Stimme eines anderen Menschen gehört. Doch sie brauchte wenig Fantasie, um sich vorzustellen, wie tröstlich es wäre, hin und wieder zu Hause anrufen und den Stimmen ihr nahestehender Menschen lauschen zu können. Gar nicht so entscheidend wäre dann, was jemand sagt. Allein die Stimme würde das Gefühl vermitteln, der andere sei ganz nah. Gleichgültig wie fern er ist.

Doch weil Natalie nicht hören kann, versöhnte sie keine vertraute Stimme mit der Einsamkeit.

Sie muss nicht weit fort reisen, um sich der Kluft bewusst zu werden, die zwischen ihr und der Welt der Hörenden liegt. Sitzt sie im Büro vor dem Computer, bekommt sie nicht mit, was die Kollegen im Raum besprechen. Sie bekommt nicht einmal mit, dass überhaupt gesprochen wird.

Alltag unter Hörenden bedeutet für Natalie, immer ein wenig außerhalb zu stehen, weil sie nicht horchen, ihre Ohren nicht spitzen, nicht beiläufig zuhören kann.

Hätte ich sie nicht gefragt, würde sie folgende Worte vielleicht für sich behalten haben:

„Ich fühle mich manchmal ein wenig im Niemandsland zwischen der hörenden und der gehörlosen Welt, weil ich zu taub bin, um in der hörenden Welt zu sein, aber schon viel zu sehr an der hörenden Welt orientiert, um in der gehörlosen Welt zu sein."

Lippenlesen

Natalies Blick haftet aufmerksam auf ihrem Gegenüber, weicht nicht von dessen Lippen. Sie gibt jedem Kräuseln des Mundes, jedem Zungenschlag, auch jedem Hüpfen des Kehlkopfs Bedeutung. Natalie versteht gesprochene Sprache mit den Augen.

Wer etwas mit ihr bereden möchte, tippt sie deshalb an, zupft sie am Ärmel, bewegt sich in ihren Gesichtskreis, winkt, wartet, bis sie hinsieht, ehe er zu sprechen beginnt. Die Bewegungen der Lippen und die durch intensive Schulung geförderte Kombinationsgabe verraten Natalie den Inhalt der gesprochenen Wörter.

Beobachtet sie das Sprechen ihres Gegenübers, lässt sie dessen untere Gesichtspartie nicht aus den Augen.

Jede noch so kleine Regung versucht sie zu erhaschen und zu deuten. Für Natalie ist das Mundbild Träger von Bedeutung, ebenso wie für Hörende das gesprochene Wort. Für Hörende transportieren die im Ohr klingenden Wörter den Sinn des Gesagten, etwa der Satz: *Das Kind ist quietschvergnügt.* Für Natalie formen die Mundbilder die Bedeutung: *Das Kind ist quietschvergnügt.* Beide Formen des Sprachverstehens basieren auf dem Entziffern von Symbolen. Um miteinander sprechen und sich verstehen zu können, brauchen Menschen den gleichen Schlüssel. Denn sowohl die Wörter als auch die Mundbilder sind nur Symbole für das, was ausgedrückt werden soll. Weiß ich nicht, was *quietschvergnügtes Kind* bedeutet, bleiben sowohl die gesprochenen Wörter als auch die Mundbilder ohne Sinn.

Ich stelle mir vor, in einem fernen Land, ohne Kenntnis der Sprache, im Café zu sitzen. Rundherum sind angeregte Unterhaltungen zu vernehmen, doch der Inhalt des Gesprochenen bleibt mir verschlossen, weil ich nicht gelernt habe, die Laute – oder auch die Mundbilder – zu dechiffrieren.

Auch beim Lippenlesen sind die kleinsten Zeichen der Sprache, die Buchstaben, bedeutsam. Einige kann Natalie deutlich an der Mundstellung ablesen. Zum Beispiel sind *P*, *K* und *T* von der Lippenbewegung ganz klar zu unterscheiden. Spricht ihr Gesprächspartner den Namen *Paula*, schließt sich der Mund und die Lippen ploppen etwas nach vorn. Sagt er *Taumeln*, bleibt der Mund offen und die Lippen werden etwas spitzer, weil das *T* mithilfe eines Zungenschlags gleich hinter den Zähnen geformt wird. Das *K* hingegen entsteht in der hinteren Mundhöhle und wird herausgeschleudert wie das Geschoss eines Katapults, dabei ziehen sich die Lippen etwas in die Breite. Von den insgesamt sechsundzwanzig Buchstaben der deutschen Sprache und den drei Umlauten *Ä*, *Ü*, *Ö* kann Natalie elf ziemlich gut erkennen.

Schwer abzulesen sind Buchstaben, die von der Mundstellung fast gleich aussehen. *B*, *M* und *P* werden mit geschlossenen Lippen gesprochen. „Artikuliere ich *Baum*, *Paum* oder *Maum*, ist das von der Lippenbewegung kaum zu unterscheiden“, erläutert Natalie. Da es weder *Paum* noch *Maum* im deutschen Sprachgebrauch gibt, kann sie in diesem Fall das Rätsel, um welches Wort es sich handelt, leicht lösen.

Nun ergeben einzelne Buchstaben noch keinen Sinn. Erst ihre Kombination zu einem Wort oder Satz lässt Bedeutung entstehen. Nicht anders beim Ablesen von den Lippen: Erst das sich verändernde Mundbild während des Sprechens macht das Verständnis durch Lippenlesen möglich. Auch deshalb, weil manche Wörter nur durch den gesamten Inhalt eines Satzes zu verstehen sind.

Gar nicht zu erkennen ist für Natalie der Unterschied zwischen den Wörtern *Abt* und *Amt*. Auch nicht zwischen *Raum* und *kaum* oder *kraulen* und *jaulen*. Diese Wörter lassen sich nur durch den Kontext entschlüsseln: *Viele Leute warten vor dem A…t.* Oder: *In diesem …aum ist es ziemlich kalt.*

Vergegenwärtigt man sich, dass es noch weitere Wörter gibt, die auf *…aum* enden – B*aum*, Tr*aum*, Z*aum*, Sch*aum*, Fl*aum*, S*aum*, … und nahe Verwandtschaft auch bei unzähligen anderen Wörtern vorkommt: *Eier*, W*eiher*, L*eier*, Schl*eier*, M*eier*, Fr*eier*, R*eiher*, … oder erl*auben*, gl*auben*, kl*auben*, ber*auben*, schn*auben*, l*auben*, Tr*auben*, schr*auben*, … oder sch*ieben*, schr*ieben*, l*ieben*, tr*ieben*, r*ieben*, h*ieben*, s*ieben*, D*ieben* … – kann man sich vorstellen, wie konzentriert Natalie den Lippenbewegungen folgen muss, um den Inhalt des Gesprochenen zu verstehen.

Eine weitere Hürde ist, dass manche Wörter zwei oder mehr Bedeutungen haben. Zum Beispiel bei *sieben*, *Fliegen*, *genossen* oder *Blatt*. Und zumindest lautsprachlich bei B*ee*ren und B*ä*ren, L*eh*re und L*ee*re oder M*ee*re, M*äh*re und m*eh*re und so fort.

Alle diese Wörter muss Natalie allein durch die Mundstellung erfassen und durch Kombinationsgabe mithilfe des Kontextes mit Sinn füllen. Das ist sehr anstrengend.

Nach einer Weile sieht man Natalie die Anstrengung an.

„Kannst du es dir erlauben, auch mal wegzuschauen, wenn du von den Lippen abliest?“, frage ich naiv.

Den Blick kurz aus dem Fenster schweifen lassen. Nachdenklich in die Ferne schauen. Einfach mal die Augen entspannen.

Nein, sie kann nicht einfach weggucken, während ihr Gegenüber spricht. Sieht Natalie nicht hin, bekommt sie nichts mit.

Genau das stört sie am meisten.

Das fällt ihr vor allem auf, wenn sich mehrere Personen miteinander unterhalten.

Mir kommt es dann vor, als spiele Natalie mit Blicken Pingpong. Ihre Augen verweilen auf den Lippen des ersten Redners, bis ein zweiter antwortet, ihr Blick springt zu dessen Lippen, sie erhascht den bereits begonnenen Satz des zweiten und reimt ihn sich geschickt zusammen, auch die darauf folgende Antwort des ersten Redners vermag sie noch zu fassen, jetzt spricht ein Dritter, ihre Augen wandern in Windeseile zu dessen Mund, seine restlichen Wörter lassen sie über den gesamten Inhalt nur Vermutungen anstellen, der Erste fällt dem Dritten ins Wort, doch auch weil der mit von Natalie abgewandtem Gesicht spricht, verlieren sich seine Wörter, wie ein Pingpongball im hohen Gras verschwindet.

Natalie und ich kennen uns schon eine Weile, als ich bemerke: „Manchmal ist es besser, man bekommt nichts mit."

„Weshalb?", fragt sie.

„Man kann sich die Illusion bewahren, es würde Gehaltvolles gesprochen."

„Das mag sein", erwidert sie, „aber wenn du tatsächlich nicht sicher sein kannst, alles mitbekommen zu haben, kannst du auch nicht sicher wissen, ob dir nicht gerade das Gehaltvolle entgangen ist."

Nie zu wissen, was wirklich gesagt wurde – diese Verunsicherung hat sich tief eingegraben. Eine Verunsicherung, die nicht nur der immerwährenden Frage entspringt: Wie bitte?! Habe ich Sie eben richtig verstanden? Diese Verunsicherung ist nicht einfach so groß wie die Menge der Wörter, die Natalie während eines Gesprächs entgangen sind. Die Verunsicherung hat sich über dreißig Jahre eingegraben. Sie ist ein Teil von Natalie geworden. Sie schlägt sich nieder als schmerzliches Gefühl, es bleibe ihr etwas Grundsätzliches vorenthalten. Ein nicht tilgbares Fehlen im zwischenmenschlichen Miteinander.

Dieses Gefühl hinterlässt Spuren, eine Traurigkeit, die immer wiederkehrt.

Diese Traurigkeit ist selten sichtbar. Eigentlich weiß sich Natalie meistens zu helfen. Sie dreht den Spieß einfach um. Ist es ihr zu anstrengend, dem Gespräch mehrerer Gegenüber zu folgen, bestimmt sie das Thema, über das gesprochen wird. Spricht sie selbst am meisten, behält sie leichter die Kontrolle über die Wörter.

Warum aber kann Natalie überhaupt sprechen? Die Welt der Töne, geschweige denn Buchstaben, Wörter und Sätze hat sie nie gehört.

1979
Das Kind hört nicht

„Da stimmt was nicht", sagt die Großmutter, die Mutter von Natalies Mutter. „Das Kind ist bald eineinhalb Jahre alt, und es spricht immer noch nicht. Ich glaube, das Kind hört nicht."

„Das kann nicht sein", erwidert Natalies Mutter, „das Kind hört, schau doch, wie aufmerksam es guckt."

„Ich sage dir, das Kind hört nicht. Lasst es untersuchen."

Natalies Eltern, beide Ärzte, wollen der Großmutter nicht glauben. Ihre Tochter ist so aufgeweckt, sie läuft, tobt herum, weshalb also sollte sie gehörlos sein? Unsinn, sie kennen doch ihr Kind.

Warum aber spricht das Kind nicht? Es stimmt schon, andere Kinder im selben Alter brabbeln bereits die ersten Wörter. *Dada*, *Mama*, *Wauwau*. Oder sogar schon Halbsätze: *Mama da*, *Auto weg*, *Ente quak*.

Sie rufen: *Natalie!*, ihre Tochter dreht sich mal nach

ihnen um, mal nicht. Vielleicht will sie nicht hören. Sie hat eben ihren eigenen Kopf. Das gefällt den Eltern.

Aber seit der Bemerkung der Großmutter nagt der Zweifel, die Unbeschwertheit im Umgang mit ihrem Kind hat sich in Luft aufgelöst. Jedes Verhalten, vor allem ausbleibende Reaktionen lassen das Unbehagen und die Unsicherheit wachsen.

Die Eltern wollen Gewissheit haben. Natalies Mutter sucht einen Spezialisten in der Universitätsklinik auf, der verschiedene Hörtests mit ihrer Tochter macht. Natalie folgt jedem Geräusch, das mit Bewegung gekoppelt ist, mit wachsamen Augen. Doch kommen Quietschen, Rasseln und Klappern aus einer von sichtbaren Handlungen losgelösten Quelle, reagiert sie nicht. Das Ergebnis lautet: Das Kind hört nicht. Weitere Untersuchungen in anderen Kliniken bestätigen die Diagnose. Die Haarzellen in Natalies Innenohr sind geschädigt, der Schall, ein mechanischer Reiz, kann nicht in Nervenimpulse umgewandelt und somit nicht über den Hörnerv zum Gehirn weitergeleitet werden. Die Töne der Welt draußen dringen nicht zu Natalies Gehirn vor. Das Kind ist taub.

Warum haben die Eltern das nicht früher bemerkt? Sie erfahren: Ist ein Sinn eingeschränkt oder gar nicht vorhanden, sind die anderen Sinne gefordert, das auszugleichen. Sie werden sensibilisiert, weshalb einem Hörenden gar nicht auffallen würde, was ein hörgeschädigter Mensch bemerkt. Es ist dann schwierig, zu unterscheiden, ob ein Kind hört oder gehörlos ist.

Ein Windstoß schlägt die Tür zu. Der durch den Schlag erbebende Rahmen überträgt die Erschütterung auf den

Fußboden. Nur ein Teppich, darüber eine Decke, trennen den liegenden Säugling vom Boden. Er spürt die Erschütterung und wendet seinen Blick zur Tür. Die Eltern nehmen an, ihr Kind habe das Zuknallen der Tür gehört. Häufig sind Bewegungen und Geräusche eins. In Wahrheit fühlt das taube Kind nur das Beben.

Ende der 1970er Jahre ist es noch nicht üblich, die Hörfähigkeit bei Neugeborenen zu testen. In den meisten Fällen wird die Taubheit eines Kindes deshalb erst mit über zwei Jahren erkannt. In Natalies Fall könnte auch die Virusinfektion Mumps zur Hörschädigung geführt haben. Dann wäre sie erst im Alter von etwa einem Jahr ertaubt. Gewissheit darüber werden weder ihre Eltern noch sie selbst je bekommen.

„Erst mal ist es wie bei einer schweren Krankheit, man verleugnet", wird Natalies Vater viele Jahre später auf Natalies Frage antworten, ob er und ihre Mutter unglücklich gewesen seien, dass sie nicht hören kann. „Und wenn das Verleugnen nicht mehr geht", fährt der Vater fort, „dann kommt natürlich auch so eine Trauer, dass all die Wünsche und Hoffnungen, die man in sein Kind projiziert, nicht in Erfüllung gehen können."

Natalies Eltern wollten eine Erziehung ohne Druck. Sie beide hatten strenge, bevormundende Eltern, in ihrer Vorstellung von Erziehung kann sich die Tochter frei entfalten. Sie soll nicht gedrillt werden, um fremde Erwartungen zu erfüllen. Nun, mit der Gewissheit, dass ihr Kind nicht hören kann, ändert sich alles.

„Und dann", ergänzt der Vater, „habe ich mir vorgestellt, dass du nicht glücklich werden kannst. Das war sehr traurig."

Der Schock der Diagnose legt sich wie ein schwarzer, klebriger Film über die kleine Familie. Als handle es sich um einen bösen Traum, in dem die Gefahr rasch näher kommt, das Weglaufen aber nur im Zeitlupentempo gelingt.

Das eigene Kind behindert. Unfassbar. Nicht unser Kind. Das kann, das darf nicht sein. Was haben wir falsch gemacht? Tragen wir Schuld? Ein falsches Medikament während der Schwangerschaft? Liegt es am Rauchen? Zu viel Stress, zu wenig Ruhe? Ein genetischer Defekt? Die Selbstvorwürfe führen in die Sackgasse, der Alltag stockt.

Es ist das kleine, gehörlose Mädchen, das – nicht weniger aufgeweckt als zuvor – die volle Aufmerksamkeit einfordert und in die Gegenwart wachrüttelt. Dessen vier Sinne sind hellwach, saugen die bewegte Welt auf wie ein trockener Schwamm Flüssigkeit.

Natalies Blick wandert aufmerksam über alles, was geschieht, registriert auch Bewegungen in der Spiegelung der Fensterscheibe, des Glases auf dem Tisch, der Vase, des gelackten Sideboards, des gebohnerten Bodens. Schatten verraten dem tauben Kind, die Mutter kommt, auch die Schwingungen ihrer Tritte, ihr heranwehendes Parfum und der Luftzug, den sie durch ihre Bewegung auslöst. Es entwickelt reichliche Strategien, um auszugleichen, dass es nicht hören kann.

Natalies Mutter löst sich als erste aus der Schockstarre. Sie hat von den Kliniken einige Kontakte und Telefonnummern erhalten, die Adresse einer Pädagogin für Hörgeschädigte liegt nicht weit entfernt von ihrer eigenen Wohnung. Es ist schon Abend, als die Mutter dort anruft, von der Diagnose ihrer Tochter erzählt und, weil sich ihre Verzweiflung endlich einen Weg bahnt, zu weinen beginnt. Die Pädagogin heißt Christel Tratzki und bietet an, sofort vorbeizukommen. Auf Hilfe hoffend, stimmt Natalies Mutter zu.

„Natalie war so ein richtig knuffeliges, moppeliges Kind", erinnert Christel Tratzki ihren ersten Eindruck. „Es war ein heißer Sommertag, und sie ist nur mit einer Windel bekleidet in der Wohnung herumgelaufen. Quietschfidel und ganz fröhlich, hat gejauchzt und war einfach glücklich. Und alles drum herum im Haus war so schwermütig, als sei ich in ein Trauerhaus geraten."

Fragen drängen heraus. „Muss ich jetzt aufhören zu arbeiten?", will Natalies Mutter wissen. „Wie muss ich mit meinem Kind umgehen? Wird es einen normalen Alltag haben können? Wird es überhaupt je sprechen lernen? Was mag dem Kind schon an fürsorglicher Zuwendung entgangen sein, dadurch, dass wir erst jetzt von seiner Gehörlosigkeit wissen?" Sie erfährt von Christel Tratzki, dass ein gehörloser Säugling häufiger erschrickt, während ein hörendes Kind durch Geräusche vorbereitet wäre auf das, was gleich geschieht.

In die Wiege gebettet, kann es den Blick nur über die Verkleidung der Innenwände des Bettchens schweifen lassen, erst am oberen Rand wird die Aussicht weiter, der schmale Ausschnitt reicht über ein Mobile bis zur Decke. Treten die Mutter oder der Vater an die Wiege heran, senkt sich ganz plötzlich ohne Vorwarnung ein großer Kopf über das Bettchen. Das taube Baby erschrickt. Es fehlen ihm beruhigende Worte im Herannahen oder auch nur das Geräusch einer heruntergedrückten Türklinke. Töne schützen nicht nur vor nahender Gefahr, Töne schaffen auch Vertrauen in wiederkehrende Situationen.

Nicht von der Behinderung gewusst zu haben, sei aber auch von Vorteil, beruhigt Christel Tratzki. Natalie ist bisher unbekümmert und mit dem vollen Selbstvertrauen der Eltern herangewachsen. Deren Unwissenheit schützte das kleine Mädchen vor einem verkrampften, unsicheren Umgang mit der Behinderung, nicht selten ein großes Hindernis für die Entwicklung behinderter Kinder.

Die Pädagogin macht Mut und klärt über die nächsten Schritte auf. Zuerst muss Natalie zum Akustiker, der ein Hörgerät anpassen wird, das die Umgebungsgeräusche verstärkt. Das kann helfen, diese Geräusche wenigstens ganz schwach wahrzunehmen. Außerdem kann eine spezielle Frühförderung für die Spracherziehung des Kindes sorgen. Natalies Mutter und Christel Tratzki verstehen sich so gut miteinander, dass sie bald eine enge Freundschaft verbindet. Sie gründen eine Selbsthilfegruppe für Eltern gehörloser und hörgeschädigter Kinder, damit auch andere Betroffene seelische Unterstützung und Rat finden können.

Doch mit diesen Problemen beladen, haben sich die Eltern weder ihr eigenes Leben noch das Leben ihrer Tochter vorgestellt. Jäh zerplatzt ist ihre Fantasie von deren unbeschwerten Kindheit. Ihre Tochter behindert. Taub. Hört keinen Ton, kein Geräusch, kein Wort. Wie soll Natalie jemals ein selbstständiger, unabhängiger Mensch werden? Die Traurigkeit darüber hält sich zäh. Es wird einige Zeit vergehen, ehe sie allmählich der Zuversicht weicht.

„Denn das wurde sehr schnell klar“, erinnert Natalies Vater, „wenn man sich bei so einem Kind für eine lautsprachliche Erziehung entscheidet, dann geht das nur mit harter Arbeit. Und auch mit Drill.“

Alle sind so stumm wie Fische

Wasser ist nass, fühlt die kleine Hand. Sie greift nach dem Eimer, in dem Wasser schwappt, und kippt ihn um. Das Wasser ergießt sich vom Rand des hölzernen Kastens über den trockenen Sand, in dem das kleine Mädchen sitzt. Der Sand klebt jetzt zusammen, es lassen sich wundervolle Häufchen bilden, die in Form bleiben. Es sei denn, die kleine Hand patscht die Häufchen entzwei. Wie unterschiedlich groß und vielfarbig Sandkörner sind! Und Sand riecht. Irgendwie staubig. Noch intensiver duftet Erde, wenn sie nass ist. Im Mund aber hinterlässt sie keinen guten Geschmack. Auch Asphalt riecht, vor allem nach starkem Regen und darauf folgendem Sonnenschein. Der Geruch nimmt ihr dann ein wenig den Atem. Eben zeigt die Mutter in die Luft, dabei klappt ihr Mund auf und zu. Der Blick des kleinen Mädchens folgt der Geste, und es entdeckt eine pelzige, pummelige Hummel, deren Flügel so schnell schlagen, als würde sie von einem fast durchsichtigen Propellerwesen angetrieben. Die kleine Hand versucht, die Hummel zu erhaschen, aber es gelingt ihr nicht. Dem kleinen Mädchen macht das nichts aus. Vor ihm glitzert eine Pfütze, und es entdeckt das Spiegelbild seiner Mutter und sich selbst darin. Schon ist die Hummel vergessen. Das Wasser, der Eimer, der hölzerne Kasten, der Sand, die wundervollen Häufchen, die kleine Hand, die Erde, der Asphalt, der Regen und der Sonnenschein, der Mund, die

Hummel und ihre Flügel, die Pfütze und das Spiegelbild: All das hat keine Worte. Es ist berührt, gefühlt, gesehen, gerochen, geschmeckt. Aus den Mündern – auch die haben keinen Namen – dringt kein Laut. Jedenfalls nicht für das kleine Mädchen. Es weiß nicht, dass die Mundbewegungen der Mutter, des Vaters, der anderen Leute eine Bedeutung haben. Es hört nicht die stetige Wiederholung eines Begriffs, der immer den gleichen Gegenstand bezeichnet. Es hört nicht „Sand rieselt, Regen tropft, die Sonne scheint, Hummeln fliegen und brummen, Flügel schlagen". Die Münder von Mutter, Vater und anderen Leuten klappen auf und zu wie die Mäuler von stumm dahinschwimmenden Fischen.

Natalie ahmt nach. Gesichtsausdrücke, auch Gesten. Wörter aber kann sie nicht nachahmen, weil sie nicht hört. Auch viele Handlungszusammenhänge, die hörende Kinder nach und nach durch alltägliche Wiederholungen verinnerlichen, bleiben ihr verschlossen.

Sie bekommt nicht mit, dass ihr Vater an die Tür geht, weil es klingelt. Sie kann nicht erfassen, warum die Mutter den Mund bewegt, wenn sie ein bananenartiges Ding mit gedrillter Schnur an ihr Ohr hält, weil sie weder die daraus hervortönende Stimme noch die Stimme ihrer Mutter vernimmt. In ihrer stillen Welt erfährt sie nicht, dass Wörter wie *Hunger* oder *Durst* Handlungen auslösen, die zur Befriedigung des jeweiligen Bedürfnisses führen können.

Doch die Welt ihrer Eltern und deren gesamte Umgebung ist voller Geräusche, Töne und Klänge, eine Welt, in der Musik gespielt, in der geredet, diskutiert, gestritten wird. Es ist eine Welt voller Wörter, die dazu da sind, sich in eben dieser Welt zurechtzufinden. Unerträglich die Vorstellung für die Eltern, ihr Kind könnte ausgeschlossen bleiben.

Sie folgen dem Rat, Natalie ein Hörgerät anpassen zu lassen, einen kästchenförmigen Apparat von der Größe zweier Zigarettenschachteln, in dem sich das Mikrofon und der Verstärker befinden, der Teil, der in Brusthöhe umgebunden und am Körper getragen wird. Daran befestigt ist ein Kabel, das zu einem Ohrhörer führt, der ab jetzt in Natalies Ohr steckt.

Darüber macht sie kein glückliches Gesicht.

Die ersten Höreindrücke sind ihr unangenehm, außerdem behindert sie das beschwerliche Gerät beim Herumtollen. Es dauert eine Weile, ehe sie den Apparat dauerhaft an ihrem Körper, in ihrem Ohr akzeptiert. Vielleicht kann sie auch das störende Rascheln der Kleider am Mikrofon vernehmen. Was genau Natalie hört, vermag niemand zu sagen. Die Ohrheilkundigen können nur vermuten, dass Natalie Hörreste wahrnimmt.

Um ihr das Hören angenehmer zu machen, wollen Natalies Eltern dafür sorgen, dass ihre Tochter zum Auftakt ihrer Hörerfahrung einem besonders schönen Geräusch lauschen kann. Sie fahren mit ihr nach Portugal an die Algarve und hoffen, das Rauschen der Wellen würde sie für das Hören begeistern. Vage meint Natalie zu erinnern, wie anstrengend schon dieses bisschen Hören war.

Die Eltern setzen sich intensiv mit der Frage nach der möglichen Frühförderung ihrer Tochter auseinander, und schnell steht für sie fest: Ihr Kind soll lautsprachlich erzogen werden. Sie wollen, dass sich ihre Tochter in der Welt zurechtfindet, in der nicht die Gebärden, sondern die Wörter das Medium zwischenmenschlicher Verständigung sind. Die Sprache überzieht die Welt mit einem engmaschigen Netz von Bedeutung, Sprache definiert die Welt der Menschen. Die Wörter sind da, um sich einen Begriff von dieser Lebenswelt zu machen, diese Welt zu hinterfragen, zu begreifen und sich in ihr mitzuteilen. Und die meisten Menschen teilen sich einander in gesprochener Sprache mit.

Die Eltern wollen, dass Natalie nicht ausgeschlossen bleibt aus dieser Welt. Sie soll einmal auf der Straße nach dem Weg fragen und die Antwort verstehen, sie soll zum Arzt gehen und ihre Beschwerden mitteilen, sie soll ihr Wünschen und Wollen zu jedem Zeitpunkt artikulieren können, ohne auf die Hilfe eines Dolmetschers angewiesen zu sein.

Ihre Tochter wird deshalb von jetzt an lernen, dass die Mundbewegungen ihrer Mutter, ihres Vaters und all der anderen Leute eine Bedeutung haben. Darüber hinaus soll sie erfassen, was für eine Bedeutung das ist. Dafür wird sie üben müssen, Wort für Wort von den Lippen abzulesen. Diese Übungen werden bald, vom frühen Morgen bis zum Abend, ihr Leben bestimmen.

Christel Tratzki erzählt Natalies Eltern von einer in der Schweiz lebenden Hörgeschädigten-Pädagogin namens Susann Schmid-Giovannini, Mitinitiatorin des gerade 1978 gegründeten *Internationalen Beratungszentrums für Eltern hörgeschädigter Kinder*. Diese Frau, so heißt es, soll jahrelange Erfahrung mit gehörlosen Kindern haben. Und sie behauptet: Fast jedes taube Kind kann sprechen lernen. Natalies Mutter nimmt Kontakt auf und vereinbart einen Termin. Ein paar Wochen später reisen die Eltern mit Natalie in die Schweiz, ins Luzerner Dörfchen Meggen.

Hinter Glas

Tiefblau liegt der Vierwaldstätter See im Sonnenlicht. Reflexe lassen das Wasser glitzern. Am Rande des Sees ist es klar wie Glas, bis auf den Grund kann man blicken. Das Kind, noch keine zwei Jahre alt, hält seine Finger ins Wasser, Gänsehaut kriecht den Arm hinauf. Dort, wo die Finger vom schwappenden Wasser bedeckt sind, biegen sie sich wie winzige Schlangen.

Die Eltern betrachten das selbstversunkene Gesicht ihres Kindes im Spiegelbild auf dem See. Die Konturen verschwimmen, weil sanfte Wellen das Wasser kräuseln. Die Mutter spricht ein paar Wörter, das Kind wendet sich nicht um. Diffus wie das Spiegelbild im Wasser ist die Wahrnehmung des Kindes von der Welt, weil es nicht hört. So vieles erklärt sich ihm nicht, weil es keine Geräusche, keine Töne, keine Worte hat. Als befände es sich hinter Glas.

Nur wenige Kilometer sind es bis zur Hofmattschule. Die liegt, wie fast alle Häuser in Meggen, am Hang oberhalb des Vierwaldstätter Sees: ein Schulhaus aus Beton und Glas, offenbar erst vor wenigen Jahren erbaut. Eigentlich eine Regelschule, doch weil einige Räume ungenutzt geblieben waren, hat man das erste Stockwerk an die *Stiftung Schule für hörgeschädigte Kinder* vermietet. Auch das

Beratungszentrum hat dort seinen Sitz. Fast alle Kinder tragen Hinterohrgeräte. Die sind bei vielen angeschlossen an einem kleinen Kasten[1], den die Kinder an Haltegurten auf der Brust tragen. Und alle, die miteinander sprechen, schauen einander ins Gesicht.

Frau Susann Schmid-Giovannini überragt manchen Schüler der zweiten oder dritten Klasse um etwas mehr als einen halben Kopf. Ihre Haare sind rotblond, wie Herbstlaub im Sonnenlicht, und sie trägt einen kurzen Pony. In ihrem Nacken wellen sich ein paar Locken.

Da sich Ende der 1970er Jahre immer mehr Eltern hörgeschädigter Kinder ratsuchend an sie wenden, hält sie selbst kaum noch regulären Unterricht. Sie berät jetzt überwiegend und gibt Einzeltherapie, sowohl für Kinder als auch für deren Eltern.

Freundlich eröffnet sie das Beratungsgespräch und bemerkt dann in bestimmtem, schnörkellosem Ton: „Sie sind von Arzt zu Arzt gelaufen. Sie hörten, Ihr Kind ist taub. Sie mussten erfahren, dass es keine medizinischen Möglichkeiten gibt, Ihrem Kind zum Hören zu verhelfen. Wie Sie schon am Telefon sagten – es ist Ihnen klar, die Erziehung kann nicht mehr so frei sein, wie Sie sich das vorgestellt haben. Sie selbst müssen lernen, mit der neuen Situation fertig zu werden. Sie müssen lernen, wie Sie Ihr Leben so arrangieren, dass Ihre Träume trotzdem Platz haben. Aber auch Ihre Tochter darf nicht zu kurz kommen. Ich möchte Sie ermutigen, mit Ihrem Kind zu arbeiten, damit es ein voll integriertes Mitglied unserer Gemeinschaft wird. Ich kann Ihnen dabei helfen, indem ich Ihnen zeige, wie Sie mit Ihrem Kind umgehen und üben müssen,

1 Es handelt sich um eine Tonübertragungsanlage (FM-Anlage) für schwerhörige Menschen, die es ermöglicht, auch bei größerer Entfernung Stimmen nah zu hören.

damit es mit anderen Kindern spielen kann und sprechen, damit es fragen und Antwort geben kann."

Über den vielen neuen Eindrücken ist Natalie ganz still geworden, keinen Laut gibt sie von sich. Staunend schaut sie auf Frau Schmid-Giovannini, deren Gesichtszüge eine so energische Mimik ausführen.

Plötzlich setzt sich die fremde Frau Natalie gegenüber, nimmt ihre Hände, legt die linke kleine Hand an ihren und die rechte kleine Hand an des Kindes eigenen Kehlkopf. Jetzt bewegt die Frau den Mund, und Natalie kann mit der linken Hand fühlen, dass zugleich deren Hals vibriert. An ihrem eigenen Hals aber, auf dem ihre rechte Hand liegt, spürt sie nichts. Nach wie vor hält die Frau die kleinen Hände auf dem jeweiligen Kehlkopf, als plötzlich Natalies Mutter aufsteht und sich immer dann umdreht, wenn der Hals der Frau vibriert. Was Natalie nicht hören kann, ist der Ruf *Schau!*, der die Mutter veranlasst, sich lachend nach ihrem Kind umzuwenden. Natalie guckt verwundert, gibt aber keinen Ton und somit auch keine Vibration ihres Kehlkopfs von sich.

Nun nimmt die Mutter selbst die Hand ihres Kindes, führt sie an ihren Kehlkopf, sagt *Hopp!*, erzeugt damit ein Vibrieren und hüpft sogleich in die Höhe. Noch immer kommt kein Laut aus Natalies Mund. Anschließend führt der Vater den gleichen Vorgang aus. Jetzt lacht Natalie, sie jauchzt vor Lachen. Nun vibriert auch ihr eigener Kehlkopf, und der Vater hüpft erneut, hüpft solange, bis seine Tochter aufhört zu lachen und ihr Kehlkopf wieder zur Ruhe kommt.

Susann Schmid-Giovannini wiederholt die Übung mit der Familie mehrfach: Mal ruft die Mutter: *Hopp!*

Hopp!, während sie die Hand ihrer Tochter an ihren Kehlkopf legt und zu hüpfen beginnt. Mal führt der Vater die Geste aus und hoppelt – auch wenn es ihm ein wenig peinlich ist – durch den Raum. Vor allem dann, wenn Natalie ihn durch ihr Lachen und ermunternde Laute dazu auffordert, weiterzuhüpfen.

„Das ist der Anfang", erklärt die Pädagogin. „Das Kind hat gelacht, und es hat gefühlt: Wenn der Hals vibriert und sich der Mund bewegt, passiert etwas. Im Laufe der Zeit wird das Kind merken: Aha, jedes Mundbild, das entsteht, jeder Ton – oder besser: Jede Vibration, die zu spüren ist, und jeder Lufthauch, der da herausströmt, haben eine Bedeutung. Kommt bei dem einen etwas heraus, wird beim anderen sogar eine bestimmte Handlung ausgelöst. Man kann das Sprechen nicht nur hören, sondern man kann es auch sehen und fühlen. Und über das Lippenlesen und Fühlen kann das Kind seinerseits zum Sprechen gelangen. Erst recht, wenn es erkennt, dass es durch Wörter selbst etwas in Bewegung setzen kann."

Susann Schmid-Giovannini nährt die Hoffnung, dass Natalie irgendwann einmal sagen kann: *Mama* oder *Papa*, *Hunger* oder *Durst*, *Saft* oder *Keks*.

Während des Gesprächs gräbt sich in das Bewusstsein der Eltern: Ihre Tochter kann zwar nicht hören. Aber sie kann denken, sehen und fühlen wie jedes andere Kind. Die Sprechwerkzeuge – der Mund, die Zunge, die Stimmbänder – funktionieren ebenso wie das Zentrum im Gehirn, das für das Sprechen zuständig ist. Auch die Bereitschaft zu sprechen ist angelegt. Der gravierende Unterschied zu hörenden Kindern: Das Kind kann nur dann mitbekommen, dass gesprochen wird, wenn ihm das Gesicht seines Gegenübers zugewandt ist.

Ein hörendes Kind nimmt mit seinen Ohren viele, viele Male auch die im Alltag beiläufig fallenden Wiederholungen der Gesten und Wörter wahr. Trotzdem braucht es ein Jahr und länger, um nach und nach zu begreifen, dass die Wörter eine Bedeutung haben.

Bei einem hörgeschädigten Kind ist der Weg zur Sprache für die Eltern viel mühevoller, da sie mit ihrem Kind jede Handlung, jede Geste, jede Bezeichnung eines Gegenstands bewusst immer wieder üben müssen. Doch der Drang ihres Kindes, alles begreifen und nachahmen zu wollen, hilft bei der Sprachanbahnung.

„Sie werden Ihr Kind an den Arm tippen und immer wieder sagen: *Schau mich an!*, ehe Sie: *Nein! Au, das Wasser ist heiß!*, ausrufen oder: *Komm, wir gehen baden. Schau, wir machen Bademilch in das Wasser. Oh, das Wasser ist noch ein bisschen zu heiß.*"

Es ist erforderlich, mit dem Kind unablässig zu sprechen, betont Susann Schmid-Giovannini. Ganz gleich wo. Ob zu Hause, im Supermarkt oder beim Arzt. Ob auf der Straße, bei Freunden oder im Restaurant.

„Wo Sie gehen und stehen, sprechen Sie mit Ihrem Kind. Vor allem: Sprechen Sie in ganzen Sätzen. Erzählen Sie ihm haarklein, welche Handlung Sie gerade ausführen und warum Sie das tun. Sprechen Sie, sprechen Sie, sprechen Sie. Und lassen Sie Ihr Kind Ihre Stimme mit den Händen fühlen, durch Berührung Ihres Mundes, Ihres Kehlkopfs. Es ist angewiesen auf Ihre Aufmerksamkeit. Es hat keine Chance, die Sätze beiläufig aufzuschnappen."

Wie das genau geht, wird sie Natalies Eltern nach

und nach in den folgenden Sitzungen[2] zeigen. „Und eine Therapiestunde ohne Lachen ist keine gute Therapiestunde“, sagt die energische Frau lächelnd zum Abschied. Natalies Eltern haben den Eindruck, dass sie genau weiß, was sie tut. Das gibt ihnen Zuversicht.

Woher nimmt sie ihre Sicherheit?, fragen sie sich.

Sprache, der Schlüssel zur Welt

Fast dreißig Jahre später, an einem warmen Tag im Mai, nimmt sich Susann Schmid-Giovannini Zeit, persönlich mit uns zu sprechen. Natalie möchte noch einmal an den Ort zurück, den sie mit dem harten Drill ihrer Kindheit verbindet.

Ich möchte wissen, weshalb recht häufig über sie geschrieben wird, sie sei Pionierin für die lautsprachliche Entwicklung gehörloser und hörgeschädigter Kinder. Zu lesen ist auch, sie habe sich trotz großer Widerstände und Anfeindungen ein Leben lang dafür eingesetzt, diesen Kindern ein Weg zur Lautsprache zu ermöglichen.

Noch immer, trotz ihres betagten Alters, schult die zierliche Frau hörgeschädigte Kinder. Inzwischen sind es solche, denen schon im Kleinkindalter ein künstliches Gehör, das Cochlea-Implantat, eingesetzt wurde. Als junge Frau hatte sie eigentlich nicht vor, mit Gehörlosen zu arbeiten. Wie es dazu kam, erzählt sie uns bei einem gemeinsamen Abendessen.

Geboren wurde Susann Schmid-Giovannini 1928 in Wien und verbrachte dort ihre Kindheit und Jugendjah-

2 Susann Schmid-Giovannini veröffentlicht etwa zur gleichen Zeit ein Lehrbuch zu ihrer Lautsprachemethode: „Sprich mit mir“, Marhold 1980. In den folgenden Jahren erscheinen weitere Bücher und Aufsätze von ihr zum Thema.

re. Von dem Schicksal Gehörloser erfuhr sie früh durch ihren Onkel, Professor Adolf Freunthaller, der in den 1920er und 1930er Jahren ein bedeutender Gehörlosenpädagoge war. An der Gehörlosenschule in Wien-Döbling hatte er das Amt des Direktors übernommen.

Als junges Mädchen erlebte Susann Schmid-Giovannini die Zeit des Nationalsozialismus. Sie wuchs in einer Welt heran, in der gehörlose Menschen zur Sterilisation gezwungen wurden und ihnen eine Heirat verboten war. Wer wegen mangelnder Förderung im Behindertenheim lebte, musste fürchten, zum Opfer der Zwangs-„Euthanasie" der Nationalsozialisten zu werden. Das bedeutete, diesen Menschen drohte die Ermordung.

Von der Arbeit des Onkels wusste sie: Taube Menschen können die Lautsprache fließend beherrschen und mit deutlicher Stimme aussprechen lernen. Mit manchen traf sie zusammen, deren Gehörlosigkeit sie gar nicht bemerkt hätte, würde ihr Onkel es ihr nicht verraten haben. Einige absolvierten bereits ein Studium und beherrschten neben der deutschen Sprache auch Englisch, Französisch oder Italienisch. Einerseits erlebte sie, zu welchen Erfolgen eine gute Ausbildung führen konnte. Andererseits machte sie die erschütternde Erfahrung, dass weniger integrierte Gehörlose nicht entsprechend ihrer Fähigkeiten geschult wurden und kaum lesen konnten, wenn sie die Schule beendeten. Diese Beobachtungen ließen Susann Schmid-Giovannini für eine lautsprachliche Erziehung eintreten.

Als junge Frau wollte sie eigentlich Lehrerin an einer ganz normalen Schule werden. Noch vor Kriegsende begann sie mit einer Ausbildung zur Grundschullehrerin und legte 1947 in Wien ihr Staatsexamen ab. Kurz darauf wurde sie gebeten, in der Taubstummenanstalt Wien-Speising auszuhelfen, weil dort Lehrkräfte fehlten. Sie begann dort zur Probe.

In den ersten Unterrichtsstunden mit gehörlosen Kindern durfte sie zusehen. Die Eindrücke, die sie gewann, waren ein Schock, der sie um den Schlaf brachte. In ihren Aufzeichnungen über ihr Berufsleben[3] beschreibt sie Szenen, die sie in ihre Träume verfolgten.

Die Stimmen der Kinder tönten gepresst und bellend, der Unterricht wurde mit gebärdenbegleitender Lautsprache gehalten. Erschüttert stellte sie fest, dass keine einheitliche Gebärdensprache existierte – jede Klasse machte ihre eigenen Gebärden – und es keinerlei Hörhilfen gab. Auch Stethoskope wurden nicht benutzt. Die Lehrerin sprach kaum einen vollständigen Satz mit den sechs- bis siebenjährigen Kindern, deren Gesten und Handlungen an das Verhalten von Tieren erinnerte.

Gerade wurde das Benennen von Farben geübt. Die Lehrerin hob Farbtäfelchen hoch, unter anderem eines in der Farbe *Blau*, machte dazu eine Gebärde, sprach auch das Wort vor und forderte die Kinder auf, die Gebärde nachzuahmen. Einige sprachen das Wort *blau* schlecht aus, andere machten nur die Gebärde. Die Farben aber wurden mit keinem Gegenstand oder Kleidungsstück in Verbindung gebracht. Die Kinder langweilten sich. Man merkte ihnen an, dass sie den Sinn der Übung nicht verstanden. Beschäftigte sich die Lehrerin mit einem Schüler, wurden die anderen sofort unruhig und tauschten

3 Susann Schmid-Giovannini: Vom Stethoskop zum Cochlea-Implantat, Verlag S. Schmid-Giovannini 2007

sich mit Gebärden aus. Fast unmöglich war es, die Aufmerksamkeit der Kinder wieder auf sich zu ziehen.

Der Unterricht, den die junge Studienabsolventin fassungslos beobachtete, folgte der Absicht, vom Laut zum einzelnen Wort zum Zweiwortsatz und von diesem zu einem Drei- und Vierwortsatz zu gelangen. Das Ziel war es, Sätze wie: *Da ist ein Bub* zu erarbeiten, was oft Monate dauerte.

Um wenigstens im Ansatz voranzukommen, bevorzugte die Lehrerin für diese Sätze schon eingeübte Wörter wie *Mama* oder *Papa.* So kam es, dass alle weiblichen Erwachsenen als *Mama* und alle männlichen Erwachsenen als *Papa* bezeichnet wurden. Sahen die Kinder ein Bild, auf dem eine erntende Bäuerin auf dem Feld zu sehen war, bezeichneten sie diese ebenso als Mama wie das Bild einer ballspielenden jungen Frau. Lebenspraktische Bezüge, wie das Spiel mit dem Ball, waren ihnen fremd. Das Ballspiel zu erklären, hielten die Lehrkräfte wegen der Verständigungsschwierigkeiten mit den gehörlosen Kindern für aussichtslos. Fast immer fehlte die Verbindung zur unmittelbaren Erlebniswelt der Kinder, die deshalb die Wörter und ihre Bedeutung nur schwerfällig oder gar nicht miteinander verknüpfen konnten.

Susann Schmid-Giovannini ließen diese Erlebnisse nicht mehr los. Kaum vorstellbar, dass diese Kinder irgendwann einmal ein selbstbestimmtes Leben würden führen können.

Sie zog ihren Onkel zu Rate. Er erklärte ihr, seine Berufspraxis habe ihn gelehrt, eine lautsprachliche Erziehung gehörloser oder schwer hörgeschädigter Kinder sei nur unter bestimmten Voraussetzungen besonders erfolgreich: wenn sehr früh mit der Spracherziehung begonnen, wenn dem Kind ein wortreicher Sprachschatz während der praktischen Abläufe im Alltag angeboten und wenn nicht gebärdet werde.[4] Bedeutsam sei es außerdem, auch die geringsten Hörreste der Kinder für die Übungen zu nutzen.

Bitter war dagegen die Realität. In den allermeisten Fällen wurde weder die Hörschädigung im frühkindlichen Alter erkannt, noch erhielten die Kinder intensive Förderung. Bei den meisten war die Behinderung erst nach dem dritten oder vierten Lebensjahr aufgefallen. Diese gehörlosen Kinder würden in ihrer Ausdrucksfähigkeit stark benachteiligt bleiben. Zustände, die sich doch zum Besseren ändern lassen müssten, dachte Susann Schmid-Giovannini. Diese Vorstellung ließ sie nicht mehr los: Die Erziehung gehörloser Kinder wurde zum Mittelpunkt ihres Lebens.

Sie förderte die lautsprachliche Erziehung Gehörloser und schwer hörgeschädigter Kinder. Sie kämpfte um die Integration gehörloser in das Umfeld hörender Kinder. Und in diesem Umfeld sollte, bis auf wenige Ausnahmen,[5] kein Raum sein für Gebärden, da sie befürchtete, Gehörlose würden sonst aus einer überwiegend in Lautsprache funktionierenden Gesellschaft ausgegrenzt. Ihr Ziel: In ebendieser Gesellschaft sollten tauben und schwer hörgeschädigten Kindern alle erdenklichen sozialen und beruflichen Möglichkeiten offenstehen.

Außerhalb ihrer Vorstellungswelt lag zu diesem Zeit-

4 Die Erfahrung lehrt heute, dass Laut- und Gebärdensprache einander nicht ausschließen, sondern sogar befördern können; siehe Kapitel *Einfach normal* und *Sprechende Hände*.

5 Ein Beispiel für eine Ausnahme im damals von Susann Schmid-Giovannini vertretenen Sinn ist die „zweisprachige Erziehung" gehörloser Kinder, deren Eltern ebenfalls taub sind und die ausschließlich gebärden.

punkt noch, mit welcher Wucht sich die Kontroversen an der Ausschließlichkeit ihrer Haltung entzünden würden.

Etwa sechzig Jahre seit dem Beginn ihres beruflichen Werdegangs waren vergangen, als sie zu uns sagte: „Ich wurde bedroht, ich wurde beschimpft, ich habe alles Mögliche über mich ergehen lassen müssen, aber es hat mich nicht gestört. Ich wusste, dass es geht. Ich wusste, dass Gehörlose normal sprechen können."

Dass gehörlose Menschen einmal würden hören können, hätte sie sich in ihren kühnsten Träumen nicht vorzustellen gewagt.

2008
Ohrenuntersuchung

Haarfeine dunkle Fädchen durchziehen den hellgrauen Linoleumboden. An Wänden, deren weiße Farbe sich bereits zu gedeckter Eierschale verdunkelt hat, stehen Stühle mit graublauem Plastiksitz. Ein Hauch Desinfektionsmittel liegt in der Luft. Es ist früh am Morgen, und der Tag beginnt mit einem Warten auf einen Termin bei Oberärztin Silke Helbig im Flur des Hörzentrums der HNO-Klinik der Universität Frankfurt. Die Ärztin ist routiniert im Einsetzen von Cochlea-Implantaten.

Der hellgraue Boden vibriert, immer wieder und unstet. Viele Leute kommen und gehen, Pflegekräfte, Ärzte, Patienten. Letztere warten sitzend oder im Stehen: Erwachsene, einige schon älter, die meisten wahrscheinlich schwerhörig, und Eltern mit Kindern, einige verziehen ihre Münder zu quengelnden Schnuten.

Für Natalie sind diese Besuche anstrengend. Nicht

nur, weil sie Kindheitserinnerungen wecken. Die Untersuchungen zerren die Einschränkung, nicht hören zu können, ins grelle Licht. Das schmerzt wie eine Narbe bei Wetterumschwung.

Wenig hoffnungsvoll, dass die Zeit in den folgenden zwei, drei Stunden schneller laufen wird, wartet Natalie an der Anmeldung. Als sie an die Reihe kommt, sucht die zuständige Dame gerade ein Dokument. Wegen des Andrangs ist sie ungeduldig bemüht, zugleich Natalie abzufertigen, und dreht sich, während sie mit ihr spricht, immer wieder von ihr weg.

„Entschuldigen Sie, ich kann Sie nicht verstehen, ich lese von den Lippen ab. Sie müssen mich anschauen, wenn Sie mit mir sprechen", klärt Natalie die Dame auf.

Die ist offenbar so irritiert, dass sie sich mir zuwendet, die Nummer des Behandlungsraums nennt und den Weg dorthin beschreibt. Natalie scheint für sie unsichtbar geworden zu sein.

Das verwirrt mich. Dessen ungeachtet folgen wir der Beschreibung, und erst als wir den Behandlungsraum betreten haben, frage ich Natalie: „Weshalb hat sie mich angeschaut? Wir sind in einer HNO-Klinik. Müssten da nicht alle im Umgang mit Gehörlosen vertraut sein?"

Nur ein müdes Lächeln huscht über Natalies Gesicht. Das reicht schon, um eine leise Ahnung zu bekommen, wie oft sie mit solchen und ähnlichen Situationen konfrontiert ist.

Aufmunternd der frische Elan von Dr. Silke Helbig, die in der Tür erscheint. Ehe sie „Guten Morgen" wünscht, bewegt sie sich durch den halben Raum und stellt sich frontal vor Natalie hin. Erst als sie sicher ist, in deren

Blickfeld gelangt zu sein, setzt sie zur freundlichen Begrüßung an.

„Ich schaue jetzt in Ihre Ohren, und dann besprechen wir, was genau bei der Operation geschieht."

Sie weist Natalie an, auf dem Untersuchungsstuhl Platz zu nehmen, während sie selbst sich auf einem Drehhocker niederlässt. „Die Hörgeräte bitte kurz ausziehen."

Auf dem Stuhl sitzend, nestelt Natalie die Hörgeräte aus den Ohren.

„Jetzt ist es ganz still", sagt sie.

Dr. Helbig zieht ein Otoskop zu sich herab, das über ihr an einem beweglichen, metallenen Arm hängt. Sie führt einen Trichter in Natalies Ohr ein, der einen Lichtstrahl bündelt, ehe sie durch ein Vergrößerungsglas in den Gehörgang blickt. Sie untersucht erst das rechte Ohr, dreht anschließend den Stuhl um die eigene Achse, dann schaut sie in Natalies linkes Ohr. Während sie die Ohren inspiziert, spricht sie kein Wort. Natalie hätte nicht gehört, was sie sagt.

Die Ärztin schiebt das Otoskop wieder nach oben, rollt zwei Schrittlängen von ihrer Patientin weg, sieht ihr ins Gesicht und erklärt: „Mit dem Ohrenspiegel kann man Veränderungen am Trommelfell erkennen und Entzündungen aufspüren. Bei Ihnen ist alles in Ordnung. Nach allen bereits durchgeführten Untersuchungen spricht aus unserer Sicht auch sonst organisch nichts gegen eine Operation."

Natalie klemmt ihre Hörgeräte wieder in die Ohren. „Aber ist es nicht bedenklich, dass ich schon einunddreißig Jahre alt bin? Mir ist bekannt, dass man Cochlea-Implantate hauptsächlich bei kleinen Kindern einsetzt."

„Richtig, das Cochlea-Implantat sollte bei taub geborenen Kindern sehr früh gesetzt werden. Das gilt auch für Kinder, die so schwerhörig sind, dass der Spracherwerb nicht auf natürliche Weise stattfinden kann. Je früher das CI[6] das Hören ermöglicht, desto leichter fällt es den betreffenden Kindern, das Hören und Sprechen zu lernen."

Während Dr. Helbigs Ausführungen blickt Natalie ununterbrochen konzentriert auf deren Lippen. „Bei Ihnen liegt der Fall anders. Sie sind zwar erwachsen, aber Sie haben gesprochene Sprache schon als Kind erlernt. Genau das ist das Wesentliche. Ihr Gehirn wurde bereits geschult, Sprache zu verstehen. Die durch das CI transportierten, neuen Informationen dürfte Ihr Gehirn deshalb leichter verarbeiten und abspeichern können. Bei einer tauben, erwachsenen Person, die gelernt hat, mit Gebärdensprache zu kommunizieren, würden wir nicht unbedingt zur Operation raten."

Die Ärztin zieht die Augenbrauen hoch und runzelt die Stirn, während sie betont: „Was wir aber auch bei Ihnen nicht vorhersehen können, ist, wie viel Sie verstehen werden. Und sicherlich müssen Sie sehr viel üben. Doch Ihre Chancen, mit der Hörprothese Sprache hören und verstehen zu lernen, stehen ziemlich gut."

Unschwer ist an Natalies Miene abzulesen, dass ihr bei der Aussicht, das Hören erst mühselig lernen zu müssen, nicht sehr wohl ist. Noch hat sie keine Vorstellung davon, was es für sie bedeuten würde, plötzlich zu hören.

Natalie beschäftigen augenblicklich greifbarere Fragen: „Kann ich mir vor der Operation die Haare um das Ohr selbst rasieren?"

6 CI: Häufig verwendete Abkürzung für Cochlea-Implantat.

„Es wundert mich nicht, dass Sie um Ihre schönen langen Haare bangen“, antwortet Dr. Helbig schmunzelnd. „Aber da ich operiere, mache ich das lieber selbst, während Sie schon schlafen. Der Bereich, den ich freilege, ist wahrscheinlich weniger groß, als Sie befürchten.“

Die Ärztin rollt mit ihrem Stuhl wieder etwas näher an Natalie heran, so nah, dass sie mit ausgestrecktem Arm hinter ihr Ohr fassen, aber noch immer in ihr Gesicht blicken kann. Ihr Lächeln weicht einem ernsten Gesichtsausdruck.

„Hinter dem Ohr werde ich den Schnitt setzen, hier, hinter dem Hörgerät verlaufend. Der Eingriff selbst wird etwa drei Stunden dauern. Zuerst müssen wir den Schädelknochen hinter dem Ohr aushöhlen. Wir legen ein Bett frei, in dem das Implantat platziert werden kann. Dann fräsen wir ein kleines Loch und dringen relativ nah vor den Gesichtsnerven und hinter den Geschmacksnerven ins Mittelohr ein. Hier besteht eine äußerst geringe Wahrscheinlichkeit, dass es bei einer Schädigung des Gesichtsnervs zu einer Gesichtslähmung kommt. Ich selbst habe es noch nicht erlebt, aber ich muss Sie darüber aufklären. Würde der Geschmacksnerv verletzt, wäre die Folge eine taube Zunge und die Einbuße des Geschmacksinns auf der operierten Seite. Aber auch das geschieht sehr selten. Haben wir diesen Weg zurückgelegt, sind wir schon im Mittelohr angelangt und werden ein kleines Löchlein in die Hörschnecke fräsen.“

„Wie groß wird dieses Löchlein sein?“, fragt Natalie sachlich, und ich wundere mich über ihre Gelassenheit. Bis zu dieser Frage zweifelte ich schon ein wenig daran, ob sie wirklich alles versteht.

„Ein Millimeter. Vielleicht auch 1,2 Millimeter."

„So klein? Ich dachte, vielleicht so groß wie ein Eurostück?"

„Nein, nein, so einen Umfang hat die ganze Hörschnecke nicht, die ist in etwa so klein wie eine Erbse. Und das Loch muss gerade so groß sein, dass ein Bündel Elektroden hindurchpasst, um dieses Bündel dann in die Hörschnecke schieben zu können. Das ist alles so filigran, dass die gesamte Operation unter dem Mikroskop durchgeführt werden muss."

Noch immer verzieht Natalie kaum eine Miene, während sie konzentriert den Worten der Ärztin lauscht.

Die rollt jetzt etwa einen Fußbreit zurück und schafft sich Raum, ihre Ausführungen mit den Händen zu unterstreichen. „Ein Risiko darf ich nicht unerwähnt lassen", fährt sie fort. „Die Wunde könnte sich entzünden."

„Wie bei anderen Operationen auch", ergänzt Natalie.

„Genau, dieses Risiko ist tatsächlich nicht größer als bei jeder anderen Operation. Zum Schutz davor geben wir Ihnen ein Antibiotikum. Und zuletzt müssen Sie wissen, dass durch die Operation wahrscheinlich Ihr minimales Restgehör verloren geht."

„Das Restgehör auf dem operierten Ohr?" Der Schreck über diese Botschaft wischt die Gelassenheit aus Natalies Gesicht.

„Ja, das ist leider so", erwidert die Ärztin.

Natalie vergewissert sich: „Das bedeutet, würde das Implantat nicht passen, würde es für mich keinen Sinn mehr machen, auf diesem Ohr ein Hörgerät zu tragen?"

„Leider ja. Doch zumindest auf den Röntgenbildern ist zu sehen, dass anatomisch überhaupt nichts gegen das Implantat spricht. Gewissheit haben wir natürlich erst bei der Operation."

Dr. Helbigs Mimik verrät Zuversicht, als sie sagt: „Und wenn alles klappt, wovon ich ausgehe, müssen Sie noch etwa vier Wochen warten, bis die Wunde verheilt ist. Dann werden wir das Gerät anschalten. Und ab diesem Zeitpunkt können die Elektroden in Ihrem Ohr den Reiz an den Hörnerv weiterleiten."

Wie diese Reizübertragung genau vor sich geht und was das für Natalies Empfindung bedeutet, wird Professor Uwe Baumann in den Räumen der Audiologie beantworten.

Abwägen

Der Flur des Trakts der Hals-Nasen-Ohren-Klinik endet vor einer weißen Tür mit metallenem Knauf. Die Stühle, auf denen wir warten, stehen Spalier. Ein niedriger Tisch aus grauem Kunststoff, darauf lose verteilte Zeitschriften, sorgt für den Eindruck, im Wartezimmer einer Arztpraxis zu sitzen. Taubenblau ist der Linoleumboden hier, mit ein wenig Fantasie bilden die haarfeinen Fädchen darin eigenwillige Fratzen oder Figuren. Während ich den Boden danach absuche, erinnere ich, dass mich Natalie kurz vor diesem Termin gefragt hat, was ich an ihrer Stelle tun würde.

„Wofür würdest du dich entscheiden? Für oder gegen die Operation?"

„Schwer, diese Frage. Ich muss darüber nachdenken", habe ich geantwortet.

Ich dachte nach und stellte fest, dass die Frage eine Dimension in sich birgt, die mich grundsätzlich daran hindert, zu einer befriedigenden Antwort zu gelangen.

Ich weiß nicht, wie es ist, nicht zu hören.

Ich kann die Intensität des Wunsches, hören zu können, nicht ermessen.

Ich weiß nicht, welche Hörerfolge eine bislang gehörlose, über dreißig Jahre alte Person mit einem Cochlea-Implantat erzielen kann.

Ich weiß nicht, welche Mühen diese Person auf sich nehmen muss, um das Hören zu erlernen.

Ich kenne Natalies Frustrationstoleranz nicht.

Oder willst du dich einfach um eine Antwort drücken?, fragte ich mich außerdem.

So einfach ist das nicht. Natalie hat Erwartungen. Sie möchte nicht nur ein bisschen mehr Geräusch hören.

Sie möchte hören, wenn gesprochen wird.

Sie möchte hören, was gesagt wird.

Sie möchte telefonieren können.

Wie groß wird die Enttäuschung sein, wenn diese Erwartungen nicht erfüllt werden?

Ich erinnere mich an eine Szene, die sich abspielte, als wir wenige Wochen zuvor für unsere Dokumentation filmten: Natalie und ihre beiden, einige Jahre jüngere Schwestern sitzen bei Kaffee und Kuchen zusammen. Natalie hat sich wie immer so am Tisch positioniert, dass sie den bestmöglichen Blick auf alle Beteiligten werfen kann: am Kopfende, um, wenn auch nur im Profil, die Lippenbewegungen aller beobachten zu können. Sie vermeidet es außerdem, ins Gegenlicht blicken zu müssen, da sich die Gesichter dagegen wie schwarze Schemen ausmachen und die Münder kaum zu erkennen sind.

Natalies Schwester Lara erzählt, wie es war, als sie noch Kinder waren, und erinnert sich, dass die Eltern häufig Gäste zum Essen eingeladen hatten. Zehn, zwölf oder noch mehr Leute saßen um den Tisch herum und sprachen wild durcheinander. In diesen Situationen sei Natalie entweder vollkommen verstummt und habe lange gar nichts mehr gesagt oder sie habe das Gespräch an sich gezogen. Leitete sie das Gespräch, war sie nicht mehr gezwungen, unaufhaltsam den Lippenbewegungen zu folgen, um etwas mitzubekommen. Sie konnte jetzt ihrerseits das Gesprächsthema bestimmen.

„Aber klar doch", erwidert Natalie, „es tut immer wieder weh, wenn man sieht, da ist eine fröhliche Stimmung am Tisch und alle lachen, und man kriegt den Grund dafür nicht mit."

Sie wendet sich mir zu, als sie ergänzt: „Also, ich habe mir das früher nie eingestanden, aber eigentlich wusste ich genau: Nichts mitzubekommen, ist ein Problem, das ich gar nicht lösen kann. Es wird immer wiederkommen. Doch der Mensch ist anpassungsfähig. Steckt er in einem unlösbaren Konflikt, lässt er es irgendwann, wie es ist, und findet sich damit ab. So ist das auch bei mir. Aber klar, es gab schon Momente, in denen das Fass übergelaufen ist und ich innerlich einfach geplatzt bin. Ich reagiere darauf, indem ich entweder verstumme oder aufstehe, das Geschirr abräume und anfange zu spülen – irgendetwas für mich alleine mache, um damit besser klarzukommen. Das Verstummen bedeutet einfach, dass ich auch nach außen zeige, was innen passiert: Da ich nichts mehr mitkriege, mache ich auch nicht mehr mit. Das ist keine beleidigte Reaktion, es ist einfach eine ehrliche Reaktion. Ich reagiere, wie es wirklich ist, und tue nicht so, als würde ich alles mitbekommen. Früher habe ich manchmal mitgelacht, wenn alle gelacht haben, auch wenn ich den Witz gar nicht verstanden habe. Irgendwann bin ich einfach stumm geblieben."

Mitten in ihrer Rede ist Natalie von der Vergangenheit in die Gegenwart gewechselt. So wie es ihr als Kind und junges Mädchen ergangen war, ergeht es ihr auch heute noch. Wie sollte es auch anders sein? Virtuoser, als sie es ohnehin schon kann, wird sie auch zukünftig nicht von den Lippen ablesen. Sie hat sich abgefunden mit dem Abreißen der Kommunikation, da sie keine Wahl hat.

Ihre Chance, endlich mehr wahrzunehmen von der Welt um sie herum, hängt an der Möglichkeit, mit dem Cochlea-Implantat zu hören. Und diese Chance ist jetzt durch die technische Entwicklung der Hörprothesen in den vergangenen Jahren greifbar nah.

Eigentlich, denke ich heute, hat sich Natalie die Antwort auf ihre Frage zu diesem Zeitpunkt schon selbst gegeben.

Sie nickt mir zu, während sie zu folgenden Worten ansetzt, die sie mit belegter Stimme an ihre Schwestern richtet. „Ihr kennt den Grund, warum ich die Operation auch machen will: Wenn ich meine eigenen Kinder habe, dann möchte ich alles mitbekommen. Dann möchte ich nicht, dass meine Kinder dauernd sagen müssen: Mama, ich möchte, dass du jetzt zuhörst."

Und nach kurzem Innehalten fährt sie eindringlich fort: „Ich möchte kochen und zugleich zuhören können, was mir meine Kinder von der Schule erzählen."

Der Sitz des Plastikstuhls ahmt zwar vage die Gesäßform nach, aber nach einer Weile erweist er sich als ziemlich unbequem. Die Erinnerung versickert, ich rücke meine verspannten Glieder zurecht und frage Natalie: „Deine Entscheidung steht?“

„Ich denke schon.“

„Obwohl du auf dem operierten Ohr wahrscheinlich dein Restgehör verlieren wirst?“

„Sie sind geübt mit dieser Operation. Sie führen sie bei Kleinkindern, ja, sogar bei Säuglingen durch. Ich denke, die Wahrscheinlichkeit, dass die Operation schiefgeht, ist sehr gering.“

„Warum zögerst du dann noch?“

„Weil ich nicht weiß, was danach auf mich zukommt. Es ist eine Reise ins Ungewisse. Ich frage mich: Wie wird es nach der Operation sein?“

Natalie überlegt einige Momente, ehe sie weiterspricht: „Ich weiß, wovon ich Abschied nehme. Meine spärlichen Geräusche sind mir vertraut. Aber das Unvorhersehbare ist: Ich weiß nicht was mich danach umgeben wird. Und das macht mir Angst.“

Cochlea-Implantat

Die weiße Tür mit metallenem Knauf, hinter der die Audiologie liegt, schwingt auf. Ein weißbekittelter Herr mittleren Alters mit schwarzumrandeter Brille umschließt mit der linken Hand die Türklinke, ruft Natalie freundlich mit Namen und fordert mit einladender Geste zum Eintreten auf. Bevor er sich selbst als Professor Uwe Baumann vorstellt, fällt mein Blick auf sein Namensschild, das an der Brusttasche seines Kittels heftet. Wir gelangen in einen schmalen Flur, von dem wiederum nach allen Seiten Türen abgehen. Ehe wir in des

Professors Büro verschwinden, erhasche ich einen Blick durch die offene, gegenüberliegende Tür. Der Raum dient offenbar als Durchgangszimmer zu je zwei nebeneinanderliegenden, schallisolierten Studios. Hier also hat Natalie im Verlauf der abklärenden Untersuchungen vor einer Cochlea-Implantation schon zahlreiche Hörtests über sich ergehen lassen, und Professor Baumann hat sie allesamt ausgewertet.

Der schlängelt sich zwischen Wand, Regal und Schreibtisch hindurch zu seinem Bürostuhl und zeigt auf die beiden Stühle gegenüber. „Bitte, nehmen Sie Platz. Bevor ich Ihnen etwas zu den akustischen Reizen sage, möchte ich Ihnen erst einmal zeigen, wie das Gerät prinzipiell funktioniert."

Auf der Arbeitsfläche seines Schreibtisches liegt ein Cochlea-Implantat, das aus zwei Teilen besteht. Der eine Teil ähnelt einem gängigen, etwas zu groß geratenen Hörgerät, das man außen auf dem Ohr trägt. Daran befestigt ist ein Kabel, an dessen Ende eine Kunststoffscheibe in der Größe eines Eineurostücks hängt. Professor Baumann tippt mit dem Zeigefinger sachte an das Hörgerät und erklärt: „Hier drin sitzen ein Mikrofon, das die Umgebungsgeräusche aufnimmt, und ein Sprachprozessor, der das Schallsignal in elektrische Reize umwandelt. Die werden über das Kabel an die Sendespule weitergeleitet, die unter den Haaren außen auf der Kopfhaut haftet. Von dort werden die elektrischen Impulse dann durch die Haut an den im Schädel liegenden, implantierten Teil, die Empfangsspule, gesendet."

Während er seinen Satz beendet, nimmt er den zweiten Teil des Implantats, das etwa so groß ist wie zwei nebeneinanderliegende Eineurostücke, zwischen die Finger und hält es in die Höhe. Zwei transparente Tentakel von wenigstens zehn Zentimeter Länge und kaum dicker als ein gewöhnliches Haushaltsgummi ragen aus der filigranen Apparatur und baumeln schlaff herab.

„Hierbei handelt es sich um den vollständig zu implantierenden Teil des Cochlea-Implantats", erläutert der Professor. „Wegen seines durchsichtigen Gehäuses kann man die Spule im Inneren erkennen. Das ist der Empfänger für die durch Radiowellen übertragenen Signale. In dessen Mitte sitzt ein Magnet, an dem die außen befindliche Spule, trotz der dazwischenliegenden Haut, haften bleibt. Nur dieser Magnet verbindet den externen mit dem implantierten Teil des Geräts."

Mit seinem Zeigefinger stupst der Professor sanft gegen die herabhängenden Tentakel. „Und hier liegen die Elektroden eingebettet. Sie leiten die elektrischen Impulse zum Hörnerv weiter, und von dort gelangt der Höreindruck zum Gehirn."

Er hält Natalie das Gerät auffordernd entgegen. Sie nimmt es vorsichtig in die Hand. Eines in dieser Art würde in ihren Schädel eingepflanzt. Ihr Blick wandert über das Implantat, und in ihrem Gesicht ist deutlich zu lesen, dass die Berührung handfeste Wirklichkeit schafft.

Während Professor Baumann das Implantat erklärt, dringen zugleich Stimmen und Schritte durch die geschlossene Bürotür, vor dem gekippten Fenster zwitschert eine Amsel und Kinderlachen schallt aus der Ferne. Ich frage mich, wie diese Geräusche klingen werden, nachdem das Gerät sie in elektrische Impulse verschlüsselt und über den Hörnerv an das Gehirn gesendet hat? Sind sie entfernt mit dem intakten Hören vergleichbar? Wird überhaupt etwas zu hören sein? Ganz sicher sein kann man erst nach der Operation, hatte Dr. Helbig gesagt. Und dann? Natalie kann keine Geräusche, keine Töne, keine Wörter abgleichen mit schon mal Gehörtem. Wie verarbeitet das erwachsene Gehirn diese vollkommen neuen Eindrücke?

„Sie wissen, dass an der Spitze der Cochlea – das ist die Hörschnecke – die ganz tiefen Töne abgebildet werden?“[7], fragt Professor Baumann gerade.

„Ja, ich meine, das schon mal gehört zu haben“, antwortet Natalie.

„Und am Eingang der Hörschnecke liegen die ganz hohen Töne“, ergänzt der Professor. „Nun können mit besonders langen Elektrodenträgern auch sehr dunkle Töne, wie Sie es vielleicht ein bisschen vom Hörgerät gewohnt sind, übertragen werden.“

„Ich mag die tiefen Töne unheimlich gerne“, erwidert Natalie mit einem Lächeln.

„Das notiere ich in Ihrer Akte. Denn dann sollte die Länge der Elektrodenträger Einfluss auf die Wahl Ihres Geräts nehmen. Bei der Operation werden nämlich die Elektroden in die Hörschnecke eingebracht und, ihren Windungen folgend, bis an die Spitze vorgeschoben, so weit es die Elektrodenträger erlauben.“

Professor Baumann klappt die Akte auf, notiert ein paar Worte und fragt dann: „Haben Sie sonst noch Fragen zum Implantat?“

7 Jeder Schallfrequenz ist eine bestimmte Stelle des Schneckengangs zugeordnet. So kommt es in Abhängigkeit von der Tonhöhe des ankommenden Schalls zu einer Erregung verschiedener Sinneszellen. Auf diese Weise können Tonhöhenunterschiede wahrgenommen werden.

„Ich frage mich, ob das Gerät einfach so auf dem Ohr liegt?"

„Das probieren wir doch gleich einmal aus und setzen es Ihnen auf das Ohr."

Natalie nimmt geschwind eines ihrer Hörgeräte ab, während der Professor um den Tisch herumgeht und Natalie diesen Teil, der einem Hörgerät ähnelt, hinter die Ohrmuschel klemmt. „Sie haben sehr kleine Ohren", stellt er fest.

Natalie tastet verwundert nach dem neuen Apparat. „Es sitzt ziemlich lose auf. Hängt es wirklich nur an dem Magneten? Und wenn ich beim Yoga den Kopfstand mache? Was passiert dann?"

„Dafür müssten Sie wohl eine Halteplastik anfertigen lassen", schlägt der Professor zögerlich vor. Sein Tonfall verrät Irritation, die Vermutung liegt nahe, dass ihm diese Frage bisher niemand gestellt hat.

„Etwas unpraktisch", bemerkt Natalie und fährt unbeschwert fort: „Kann ich denn mit dem Implantat und einem Handy normal telefonieren? Ohne dass es Störimpulse gibt?"

Ich halte den Atem an.

Telefonieren.

Sprache verstehen ohne den Hauch einer Lippenbewegung.

Höchstleistung des Hörens.

Schwindelerregend hohe Erwartung.

Inzwischen hat Professor Baumann wieder Platz genommen und richtet jetzt seinen Oberkörper zu seiner ganzen Größe auf. „Es gibt einige Patienten, die mit Mobiltelefonen sehr gut zurechtkommen und damit auch telefonieren können. Das sind allerdings Patienten, die spät ertaubt sind und davor bereits Hörerfahrung hatten. Ich glaube, bevor wir über das Telefonieren sprechen können, liegt noch ein anstrengender Weg vor Ihnen. Und ich möchte nicht, dass Sie die Erwartung haben, bereits nach der ersten Einstellung des Implantats telefonieren zu können. Das ist eine sehr schwierige Hörleistung, die Sie da ansprechen, dafür ist eine ganz große Hörkompetenz erforderlich. Sie müssen sich das so vorstellen: Sie haben einen weiten, weiten Weg vor sich, um sich überhaupt erst einmal an das Hören mit einem Implantat zu gewöhnen. Das braucht Training, das braucht Zeit. Sie haben viele, viele Jahre nur ganz minimalen Eingang von akustischen Signalen in Ihrem Gehör gehabt. Sie brauchen viel Übung, um die vielen Geräusche, die unsere Umgebung hat, zu erkennen und zu verarbeiten. Das wird erst einmal die Hauptaufgabe sein. Dass Sie Ihr Gehör so weit bringen, dass Sie das nicht völlig aus der Fassung bringt, wie viele, viele Geräusche unsere Umgebung hat."

Der Professor formt seine Worte mit besonders ausgeprägter Lippenbewegung. Er scheint sehr viel Wert darauf zu legen, dass Natalie jedem seiner Sätze zweifelsfrei folgen kann. „Wir können nicht vorhersagen, wie es sein wird, wie Sie sich an das Hören gewöhnen werden und wie schnell das gehen wird. Der Hörfortschritt mit dem Implantat ist individuell sehr unterschiedlich."

Die Unbeschwertheit in Natalies Stimme weicht einem ernsten Tonfall. „Aber darauf habe ich mich auch eingestellt. Abschied zu nehmen von meiner bisherigen Klangwelt, aber nicht zu wissen, wofür ich Abschied nehme."

„Ja, Sie müssen sich vorstellen, dass diese vielen akustischen Reize, die Sie noch nie gehört haben, die Sie gar nicht zuordnen können, auf Sie einprasseln. Und Sie werden zuerst nicht wissen: Höre ich jetzt die Küchenuhr ticken? Ist das ein Vogelzwitschern? Ach, halt!, das sind ja meine eigenen Schritte, die ich jetzt höre. Sie werden eine ganze Zeitlang brauchen, das alles zu verarbeiten. Und dann erst werden wir versuchen, Schritt für Schritt ein Hören von Sprache, von Sprachrhythmus, von verschiedenen Sprachlauten zu erreichen. Und Zug um Zug wird sich hoffentlich Ihr Hören von Sprache verbessern. Dann, wenn Sie diese Kompetenz haben, können wir auch über das Telefonieren sprechen und hoffen, dass Sie irgendwann mit einem Handy telefonieren können. Aber zunächst einmal sind wir ganz, ganz unten in den Hörerfahrungen. Eigentlich ist Ihr Gehör wie das eines Babys, das erst einmal geschult werden muss. Ich glaube, am Anfang werden Sie ganz schön überrascht sein, wie viele, viele Geräusche diese Welt hat."

Das stimmt, denke ich. In der hörenden Welt tönt alles auf einmal. Eilige Schritte auf dem Bürgersteig, der Motor eines startenden Autos, im Wind raschelnde Blätter, ein in der Ferne brummendes Flugzeug, Autos rauschen vorbei, ein knatterndes Motorrad folgt, irgendwo schlägt eine Tür zu, hochhackige Schuhe klacken auf Asphalt, ein Rollkoffer scheppert hinterher, zwei Hunde kläffen, ein Frauchen keift, ein zweites stimmt ins Gezeter ein, zwei Jungen kicken lachend eine Plastikflasche vor sich her, die Rollen eines Kinderwagens rattern auf dem Gehsteig, etwas entfernt gräbt sich eine Kreissäge in Metall, von einer akustischen Ampel tönen Klicksignale für Sehbehinderte, ein

Fahrrad quietscht während des Vorbeifahrens. Während all diese Geräusche lärmen, konzentriere ich mich auf ein Gespräch. Auch als immer schon Hörende ist das mitunter anstrengend. Ohne die Fähigkeit, aus dem Bewusstsein auszublenden, was rundherum tönt, wäre ich völlig überfordert. Wie ist das für jemanden, der nie gehört hat? Der nicht ein einziges dieser Geräusche zuzuordnen weiß, weil sein Hörvermögen auf dem Entwicklungsstand eines Neugeborenen ist? Diese Leistung, die gesamte Entwicklung des Hörenlernens im Kleinkindalter, muss dieser Mensch erbringen. Genau das steht Natalie bevor. Ist das Hören für sie überhaupt zu ertragen? Kann sie sich an die Flut der Geräusche gewöhnen? Und wird sie irgendwann in der Lage sein, das für sie Wesentliche herauszufiltern?

„Ich werde mich wohl ein bisschen in Demut üben müssen", sagt Natalie gedämpft.

Professor Baumann erwidert aufmunternd: „Es ist ein anstrengender Weg, aber Sie sind mutig, und Sie haben viel Energie. Sie haben trotz Ihrer Taubheit sprechen gelernt. Ich glaube, Sie werden es auch schaffen, hören zu lernen."

1980
Sprechenlernen

Natalie sitzt der Frau gegenüber, die jetzt nicht mehr fremd ist. Neben ihr auf einem Tisch liegt ein großer Sack. Die Frau wiederholt immer die gleichen Mundbewegungen. Die Wörter: „Mach den Sack auf. Mach den Sack auf", kann Natalie nicht hören, aber sie fühlt die Vibration des

Kehlkopfs[8] *der Frau. Und Natalie weiß, was in dem Sack ist. Ein Kreisel und ein Auto, Bauklötze und eine Trommel, ein Hase mit Schlappohren und ein Telefon, ein Männchen zum Aufziehen, das sich kopfwackelnd fortbewegt, und manches mehr. Sie hat bereits verstanden, dass sie ihren Kehlkopf ebenfalls zum Vibrieren bringen soll. Dann nämlich darf sie den Sack aufmachen und die Sachen herausholen. Damit spielen Natalie und die Frau, die immer wieder den Mund bewegt und mit dem Kehlkopf vibriert. Ab und zu ahmt Natalie die Bewegungen ihres Mundes nach und äußert dabei selbst Stimmlaute.*

Stimme

„Huuiii, der Kreisel dreht sich! Das Männlein wackelt hin und her! Das Auto fährt geradeaus!" Natalie versteht zwar noch nicht den Sinn der Mundbewegungen Susann Schmid-Giovanninis, aber sie begreift bereits, dass sowohl die Stimme der Sprecherzieherin als auch ihre eigene Stimme Handlungen auslösen. Es ist der erste große Erfolg auf dem mühsamen Weg zum Sprechen. Das Spielzeug ist Platzhalter für Alltagssituationen, in denen die Eltern Natalie ebenso in die Sprache einführen können, wie es ihnen Susann Schmid-Giovannini durch das Spielen im Unterricht vormacht.

Auch wiederholt die Sprecherzieherin immer aufs Neue die Wörter: „Mach den Sack auf, Mach den Sack auf." Natalie soll nicht nur die Bedeutung verstehen und den Sack öffnen, sondern die Wörter nachzusprechen

8 Susann Schmid-Giovannini erklärt, wie es überhaupt zur Lautbildung kommt: „Der Ton entsteht im Kehlkopf, indem die Luft die Stimmritzen in Schwingung versetzt. Dieser *Eigenton des Kehlkopfs* gelangt in die Mundhöhle und wird durch die Stellung der Lippen und der Zunge zu einem Laut geformt."

beginnen. Da sie die Laute, die sie äußert, nicht wie ein hörendes Kind mit dem Vorgesagten abgleichen kann, muss sie lernen, wie sich die unterschiedlichen Laute an*fühlen*. Erst wenn Natalie über einen eigenen kleinen Wortschatz verfügt, kann damit begonnen werden, die Aussprache zu üben.

Aussprache

Natalies Hand wird auf die verschiedenen Stellen an Hals und Mund gelegt, die beim Aussprechen der einzelnen Buchstaben beansprucht werden. Bei *Nnnnn* liegt die Hand auf der Nase, bei *Rrrrr* auf dem Kehlkopf, bei *Bbbb* auf den Lippen. Natalie muss lernen, wo und wie in Mund- und Rachenraum Buchstabe für Buchstabe entsteht. Wo die Zunge liegt. Wo Luft entweicht. Wie die Stellung der Lippen ist. Dauernde Wiederholungen, bis sie den Laut richtig formt. Sie braucht diese physische Stütze, um sich die richtige Aussprache merken zu können.

Sätze

Natalie trägt Kopfhörer, die sollen die Wörter verstärken, die ihr Susann Schmid-Giovannini immer wieder mit lauter Stimme vorsagt. Letztere weiß nicht, was das kleine Mädchen wirklich wahrnimmt, auch wenn sie den Eindruck gewinnt, dass kaum ein Geräusch ankommt. Doch jede kleinste Chance, das Gehör durch mögliche Hörreste zu stimulieren, seien sie auch noch so schwach, soll ausgeschöpft werden.

Susann Schmid-Giovannini sitzt Natalie gegenüber und umfasst mit ihrer Hand die kleine Kinderhand. Sie legt sie mal auf ihren Kehlkopf, mal führt sie die Hand ganz nah vor den Mund und sagt laut und deutlich, indem sie jedes Wort klar vom folgenden abgrenzt:

„Wo – ist – der – Opa?“

Jeden Hauch, den sie beim Sprechen ausstößt, soll die kleine Hand zu spüren bekommen. Merken soll Natalie, dass sich beim Aussprechen von *Wo* ein leichter Lufthauch zwischen den oberen Schneidezähnen und den vibrierenden Lippen hindurch stiehlt. Sie soll fühlen, dass beim Buchstaben *S* im Wort *ist* durch die geöffneten Lippen ein kräftiger Luftstrom entweicht. Und sie soll ihren Mund ebenso bewegen, wie es ihr Susann Schmid-Giovannini vormacht. Das weiß sie schon, und auch manche der Wörter kennt sie bereits.

„O – i – oa.“ Während Natalie den Satz zu wiederholen versucht, dirigiert die Pädagogin die kleine Hand vor Natalies Mund und hält direkt vor deren Lippen inne. Das Kind soll seinen eigenen Atem spüren, den es beim Sprechen verströmt. Es soll erfassen, wie es das Wort *ist* mit seinen Lippen, seiner Zuge, seiner Mundhöhle modellieren muss.

„Woo – isst – deer – Opaa?“, wiederholt Susann Schmid-Giovannini ein ums andere Mal mit überdeutlicher Betonung.

„O i doa“, kommt zögerlich aus Natalies Mund.

„Wooo – issst – deeer – Opaaa?!“

Unermüdlich lässt die Sprecherzieherin ihre und des Kindes Hand hin und her wandern. Auch die untere Kinnpartie, den Kehlkopf und den Hals soll es während des Sprechens ertasten. Nur so kann Natalie erfassen, wo genau die Laute in Hals, Rachen oder Mund gebildet werden und welche Muskeln sie dafür anspannen muss. Bei *o* vibrieren Hals und Kehlkopf, *i* vibriert viel weniger, und es entweicht Luft im oberen Rachenraum, bei *a* öffnet sich der ganze Rachen bis hinunter zum Kehlkopf, damit es voll klingend herauskommt. „O is d Oba."

Die Entwicklung der Aussprache Natalies ist auch nach zahllosen Wiederholungen für den Laien kaum hörbar. Es dauert Wochen, ehe sie ein Wort einigermaßen verständlich aussprechen kann. Und sie muss es wieder und wieder üben, damit sich die Aussprache nicht verliert.

Frau Schmid-Giovannini ist hoch konzentriert, sehr streng und weckt zugleich mit allen Mitteln das Interesse an der gesprochenen Sprache. Sie nimmt Bilder, Bücher, Spielsachen und Musikinstrumente zu Hilfe. Sie verbindet die Wörter und Sätze mit Gesten und Handlungen. Die Wörter für sich alleine sind leblos. Wörter müssen zu Begriffen werden, die mit Inhalt gefüllt sind. Was soll der Satz: *Der Apfel schmeckt gut*, wenn weit und breit kein Apfel zu sehen ist? Auch ein Apfel auf einem Bild, dem man das Wort *Apfel* zuordnet, ist noch kein Begriff. Um den Vorgang des Begreifens in Gang zu setzen, gibt sie den Kindern einen echten Apfel in die Hand, schneidet ihn auf, lässt sie davon kosten, geht mit ihnen in den Garten, zeigt ihnen die Äpfel am Baum und ermutigt später die Mütter, zu Hause Apfelmus zu kochen. Jetzt erst ist das Wort *Apfel* zum Begriff geworden.

Auch die Eltern fordert Susann Schmid-Giovannini auf, jeden Tag in jeder Lebenssituation mit dem Kind zu trainieren. „Denn noch sitzt ihr Kind in einem Glashaus", sagt sie eindringlich. „Es kann zum einen nicht zuordnen, was um es herum geschieht. Zum anderen sind seine Möglichkeiten eingeschränkt, seinen Willen zu äußern. Wenn es nun aber in der Küche steht und sagen kann: *Ich möchte ein Butterbrot!*, stellt es fest, die Mutter gibt ihm, was es will. Durch diese lebenspraktischen Übungen begreift es: Wenn ich dieses oder jenes Wort sage, bewirkt das etwas." Und sie wiederholt ein ums andere Mal: „Sprechen sie unbedingt in ganzen Sätzen!"

Natalies Mutter nimmt Susann Schmid-Giovannini beim Wort. Sie übt mit ihrem Kind zu jedem Zeitpunkt. Beim Frühstück, beim Zähneputzen, beim Ankleiden, auf dem Weg in die Kinderkrippe, beim Kochen, Tischdecken, Spazierengehen, Wäscheaufhängen, Spielen und Zubettbringen. In jeder nur erdenklichen Alltagssituation.

Die Welt ist ein Schrank

Auch in der Nähe ihres Wohnorts sucht Natalies Mutter Unterstützung, denn der Weg in die Schweiz ist weit, in die Schule für hörgeschädigte Kinder kann sie so häufig nicht reisen. Sie wendet sich an Christel Tratzki, die ebenfalls Erfahrung mit der Frühförderung von hörgeschädigten Kindern hat.

„Ein gehörloses Kind ist visuell ausgerichtet, es erfährt die Welt über das Sehen, über Berührung, über das Gefühl", beschreibt Christel. „Die Welt, die es sieht, gleicht einem großen Schrank mit Einmachgläsern. Um sich über ihren Inhalt austauschen zu können, müssen die vielen, vielen Einmachgläser etikettiert werden. Da sind Aprikosen drin, hier Äpfel, dort Birnen. Dann gibt es Marmeladen, Soßen und Gurken. Außerdem eingekochte Bohnen, gehackte Petersilie, in Rum eingelegte Früchte und so fort."

Das Üben von Sprache ist nichts anderes als das Etikettieren der vielen Einmachgläser. Allen Dingen, dem ganzen Umfeld werden Namen gegeben. Stuhl, Tisch, Teller, Tasse, Haus, Garten, Straße, Stadt, Schwester, Freundin, Mutter, Vater und so fort. Jede Zutat oder jeder Gegenstand hat eine lebenspraktische Bedeutung. Auch deshalb ist es für einen hörgeschädigten Menschen leichter, ganze Sätze statt einzelne, vom Sinnzusammenhang losgelöste Wörter zu verstehen.

Christel Tratzki beschließt, Natalies Mutter zu unterstützen. Sie trainiert mit Natalie, übt aber weniger Druck auf das Kind aus, wenn es die Wörter nicht sauber ausspricht. Christel beobachtet, was Natalie interessiert, und verbindet dieses Interesse mit den passenden Wörtern.

„Wir haben die Wörter geübt, indem wir sie einfach dargestellt haben, auch Adjektive. Voll, leer, dick, dünn, kurz, lang, oben, unten – all diese Wörter lassen sich spielerisch erfahren.“

Sie planschen mit Wasser und sagen nass. Sie wischen die Spritzer mit einem Tuch weg und sagen trocken. Sie stellen sich auf einen Stuhl und sagen groß. Sie kauern sich zusammen und sagen klein. Sie kleckern auf den Tisch und sagen schmutzig. Sie kehren den Dreck auf eine Schaufel und sagen sauber. Sie bilden auch ganze Sätze: Das Wasser ist nass. Der Tisch ist trocken. Natalie ist groß. Christel ist klein. Der Tisch ist schmutzig. Der Dreck ist weg. Der Tisch ist sauber. Die Kehrschaufel ist schmutzig.

Das Spiel ist lustig.

Ab und zu nimmt noch ein Mädchen namens Sofia am Unterricht teil. Auch sie ist gehörlos und ebenso alt wie

Natalie. Christel hat ihre Mütter zusammengebracht, damit sie sich über die Gehörlosigkeit ihrer Töchter austauschen können. Die Mütter haben festgestellt, dass sie sich bereits kennen: Auf der Entbindungsstation hatten sie ein Krankenzimmer geteilt. Auch die zwei Babys hatten im selben Säuglingszimmer gelegen. Sofia war nur einen Tag früher geboren worden. Auch ihre Mutter hatte Susann Schmid-Giovannini ratsuchend kontaktiert. Sie entschied sich jedoch gegen das autoritäre Sprachtraining. Neben den Stunden bei Christel Tratzki unterrichtet sie ihre Tochter überwiegend selbst.[9] Sofia ist der einzige gehörlose Mensch, mit dem Natalie bis ins Erwachsenenalter immer wieder Kontakt halten wird.

„Sei nicht so streng. Du überforderst das Kind. Es ist so aufgeweckt und könnte die Lust am Lernen verlieren." Immer wieder wirkt Christel Tratzki besänftigend auf Natalies Mutter ein, beim Sprechtraining nicht zu hart zu sein.

Gefordert sind auch diejenigen, die sich mit einem gehörlosen Kind beschäftigen. Gar nicht so einfach, die Aufmerksamkeit zu fesseln. Denn als Gehörloser einer Geschichte lippenlesend zu folgen, ist unheimlich anstrengend.

„Und es ist auch langweilig", bemerkt Natalie. „Willst du einen Gehörlosen in Bann ziehen, musst du Emotionen haben, du musst Gesten haben, du musst Mimik haben. Dann erst lohnt sich die Anstrengung, von den Lippen abzulesen."

9 Siehe Kapitel *Sofia*

„Tee“, fordert das kleine Mädchen.

„Wie heißt das?“, antwortet die Mutter.

„Tee.“

„Ich habe dich nicht verstanden.“

„Eine Tasse Tee.“

„Ach, Tee. Und jetzt der ganze Satz.“

„Ich möchte eine Tasse Tee.“

„Und jetzt noch mal den ganzen Satz mit einem Bitte.“

„Bitte, ich möchte eine Tasse Tee.“

„Deutlicher!“

„Bitte. Ich. Möchte. Eine. Tasse. Tee.“

Ist die Mutter zufrieden, bekommt Natalie die Tasse Tee. Ist sie es nicht, muss Natalie den Satz ein ums andere Mal wiederholen. Anstrengend, das ständige Training, Mutter und Tochter brechen nicht selten vor Erschöpfung in Tränen aus. Dann hält die Mutter inne und nimmt ihre Tochter wortlos in den Arm.

Natalie sagt heute, der Drill, die Strenge, mit der ihre Mutter mit ihr geübt hat, war Ausdruck ihrer konsequenten Haltung, ihrer Tochter in ein eigenständiges Leben zu verhelfen. So schleichend sind die Fortschritte, dachte Natalies Vater damals. Wie soll das Kind jemals einen differenzierten Sprachschatz beherrschen?

Ich stelle mir vor, wie ich als Hörende eine Fremdsprache erlerne. Umso häufiger ich Wörter vernehme und nachspreche, desto leichter fällt es mir, sie im Gedächtnis zu behalten. Ehe mir die korrekte Aussprache gelingt, lausche ich nach dem Klang und dem Rhythmus der Wörter und Sätze. Immer geht dem richtigen Sprechen das Hinhören voraus. Wie schwer muss es sein, eine Sprache zu erlernen, ohne sie sich erlauschen zu können.

Natalies Vater erinnert, wie mühsam der Lernprozess voranschreitet, wenn ein Kind nicht hört. „Es ist ja nicht so, wie ein Hörender sich das vorstellt, dass man mal etwas draufhat, und dann entwickelt sich das weiter und weiter. Sondern wenn man nicht ständig übt, zum Beispiel wenn man bestimmte *S*-Endungen nicht übt, dann wird auf einmal kein *S* mehr gesprochen, dann muss das wieder und wieder neu erarbeitet werden. Auch deshalb blieb kein Tag ohne Schulung. Jeder Satz, jedes Wort, das Natalie gesprochen hat, musste korrigiert werden, es wurde noch mal korrigiert und immer wieder. Dann hat sie Sprachtraining gehabt, dann hat die Mutter mit ihr geübt, beim Essen oder wann immer man zusammen war. Bis zur Einschulung war es allgegenwärtig. Es war wahnsinnig anstrengend, ein ständiger Kampf."

Natalies Eltern werden von unterschiedlichsten Seiten gewarnt: Passt auf, ihr überfordert das Kind. Natalie gehört irgendwann weder zu den Hörenden noch zu den Tauben, die Gefahr ist groß, dass sie zwischen allen Stühlen sitzt. Weil sie befremdlich spricht, wird sie vielleicht von den Hörenden ausgegrenzt, weil sie nicht gebärdet, kann sie sich nicht mit den Gehörlosen verständigen.

Natalies Mutter lässt sich von den warnenden Stimmen nicht beirren. Sie ist der Ansicht, ein Schonraum bereite ihre Tochter nicht auf ein selbstbestimmtes Leben vor, im Gegenteil. Deshalb schickt sie Natalie zum Turnen, zum Tennis, auch zum Ballett. Selbst Christel

Tratzki mahnt: „Du bist verrückt! Wie kannst du sie zum Ballett schicken? Das Kind hört die Musik nicht."

Doch Natalies Mutter glaubt an ihre Tochter. Sie weiß, wie neugierig, wie aufnahmefähig, wie intelligent sie ist. „Och doch", erwidert sie, „das schafft sie schon, sie guckt, was die anderen Kinder machen, und dann macht sie es einfach nach."

In den ersten Ballettstunden schaut Natalie aufmerksam nach den Bewegungen der anderen Mädchen. Sie tanzen zu der Musik, die aus einem Kassettenrekorder erklingt. „Klaviermusik", formen die Lippen der Tanzlehrerin. Die Musik füllt den Raum, der zum Resonanzkörper der Klänge wird. Für Natalie ist sie fühlbar über den vibrierenden Boden, die Stangen, die Wände. Ein großer Spaß, sich danach zu strecken, zu dehnen, zu drehen, zu hüpfen, sogar eine Choreografie einzustudieren. Dreizehn Jahre lang tanzt sie Ballett.

Ein einfaches Experiment für Hörende, um einmal fühlend zu hören: Während einer Ballettstunde auf dem Boden ausgestreckt, braucht man nicht hören, auch nicht sehen zu können, um zu erraten, was um einen herum geschieht; sogar ein dafür wenig sensibilisierter Hörender kann die Schwingungen empfinden, die sich auf den Körper übertragen.

Weil Natalie von Musik begeistert ist, sorgt ihre Mutter dafür, dass sie Klavierunterricht bekommt. Ihre Fehler kann Natalie nicht hören, aber das ist nicht wichtig. Wichtig ist, Töne zu erzeugen, und das Klavier zum Vibrieren zu bringen, macht ihr einfach einen Heidenspaß.

„Und egal, wie falsch ich spielte“, erinnert Natalie, „in meiner Erinnerung blickte mich meine Mutter voller Stolz an und ermutigte mich, weiterzumachen.“

Eine Ahnung, wie Hören sein kann

Auch die Gegenwart ist voller Musik. Sie schwingt im Wohnzimmer von Natalies Vater und füllt den ganzen Raum. Auf einem Regal an der Wand thront die Stereoanlage, auf dem blanken Parkett sitzt Natalie vor einer der hölzernen Boxen. Die Handfläche ihrer linken Hand berührt das Holz, der Bass des Liedes *Biko* von Peter Gabriel pulsiert über ihre Handflächen, auch über den Boden in ihren Körper.

Begeistert beschreibt Natalie: „Als Kind fand ich das immer ganz toll, wenn die Musik so richtig losgelegt hat, zum Beispiel bei diesem Lied, jetzt, ganz am Anfang: nur Bass, aber ein weicher, schöner Bass.“

Natalie wippt im Takt, nicht anders, als würde sie hörend nach dem Rhythmus wippen. Nach einer Weile des Schweigens sagt sie: „Bei diesem Lied habe ich früher sogar weinen müssen. Es erzählt von einem Apartheidkämpfer, der auf einer Demonstration festgenommen und dann gefoltert wird. Halbtot wird er ins Krankenhaus transportiert. Er stirbt noch im Krankenwagen. Und diese Stelle, die zum Weinen ist, die hört sich für mich absolut an wie dieser Krankenwagen.“

„Was bedeutet dir Musik?“, frage ich.

„Musik ist eine Form, Hören zu fühlen. Also, ich werde nie an euer Hören herankommen, aber die Musik vermittelt mir eine Resonanz von der Ahnung, was Hören sein kann.“

Eine Fotografie zeigt Natalie mit etwa drei Jahren. Auf ihren Ohren trägt sie ihres Vaters Kopfhörer, der viel zu groß für sie ist. Mit ihren kleinen Händen hält sie ihn fest und strahlt über das ganze Gesicht. Musik beglückt. Und Musik tönt oft durch das ganze Haus. Häufig vermengt sie sich mit dem Duft dampfender Kartoffeln, brutzelnder Kalbsmedaillons, frischer Gurken oder sonstiger Speisen. Wenn Natalies Vater abends aus der Klinik nach Hause kommt, kocht er gerne für die Familie und lauscht dabei der Musik. Damit sie durch das Köcheln und Braten zu ihm dringt, dreht er die Stereoanlage laut auf. Dann vibriert die Musik, pulsiert und wummert wundervoll. Und die Räume und alles, was darinnen ist, wummern mit. Wenn Natalie später im Bett liegt, spürt sie den Rhythmus durch den Boden, die Wände und die Federkernmatratze.

„In der Nacht, wenn es dunkel ist und ich keine Hörgeräte trage, kann ich weder sehen noch hören. Auch meinem eigenen Atem kann ich nicht lauschen. Wenn da nichts ist und man hat gerade keinen schönen Gedanken, kann einem das Angst machen. Das Vibrieren der Musik ist dann sehr beruhigend."

Wenn Natalie heute einer Familie mit einem tauben Kind begegnet, betont sie mit Nachdruck: Geben Sie Ihrem Kind Musik! Sie eröffnen ihm eine neue Welt!

Integration

Anfang der 1980er Jahre gibt es bereits integrative Kindergärten, behinderte und nichtbehinderte Kinder sind gemeinsam in einer Gruppe. Sie spielen, toben, raufen, basteln, essen zusammen und lernen nebenbei, miteinander klarzukommen. Einen solchen Kindergarten besucht Natalie. Sie selbst hat kaum noch Erinnerungen, die so weit zurückliegen. Ihre Freundin Marissa aber, die sie seit dieser Zeit kennt, erinnert sich noch an manche Begebenheit. „Ich weiß, dass du sehr viele Wutanfälle hattest.“ - „Echt?“, wundert sich Natalie.

Die Kinder spielen im Sand. Mit ihren Händen füllen sie Förmchen und stülpen sie kopfüber auf den Boden. Andere sieben den Sand, so lange, bis nur noch die dicksten Körner im Sieb übrig bleiben. Natalie lässt Sand durch ihre Finger rieseln. Ihr Blick ist auf ihre Hände gerichtet. Sie bekommt nicht mit, was sich die Kinder zurufen. Ehe sie verstehen kann, was vor sich geht, laufen die meisten fort. Natalie sitzt jetzt alleine im Sandkasten. Wut kocht hoch wie überschäumende Milch auf einer heißen Herdplatte.

„Ja“, sagt Marissa, „du hast sehr oft deine Hörgeräte genommen und auf den Boden geworfen, und daraufhin war erst mal Ruhe. Von den Erziehern kam dann nur einer an dich heran. Als Kind kann man nicht so einschätzen, wie viel Zeit da verstrichen war, aber ich meine, diese Wutanfälle gingen ziemlich schnell vorbei. Und dann war wieder alles normal.“

Die kleine, taube Sofia besucht denselben Kindergarten wie Natalie. Aber die gehörlosen Mädchen werden in verschiedenen Gruppen untergebracht, obwohl sie Freundinnen sind. Oder gerade deshalb: Sie könnten sich von den anderen Kindern abgrenzen, befürchteten die Pädagogen. Und das widerspräche der Idee von Integration.[10] Wenigstens sehen sie sich, wenn alle Kinder zusammen auf dem Spielplatz toben.

Trotzdem ist der integrative Kindergarten eine blühende Insel des Fortschritts in der Alltagswelt behinderter Menschen. Drumherum liegt Brachland. Das Modell der Integration ist zu diesem Zeitpunkt in Regelschulen noch nicht etabliert. Gehörlose intelligente Kinder wie Natalie oder Sofia sind dort als Schülerinnen nicht vorgesehen. Ihre Mütter müssen Pionierarbeit leisten.

Vorausschauend sieht sich Natalies Mutter Sonderschulen an, in denen gehörlose und hörgeschädigte Kinder unterrichtet werden. Sie kann die Rückständigkeit nicht fassen, nach einem ihrer Besuche bricht sie in Tränen aus. Christel Tratzki teilt sie wenig später mit: „Meine Tochter kommt in keine Sonderschule."

Mit Hartnäckigkeit und Charme gelingt es Natalies Mutter, die Schulleitung einer „normalen" Grundschule zu überzeugen, Natalie aufzunehmen: trotz Scheu vor den möglichen Problemen mit einem gehörlosen Kind. Auch weil sich eine Klassenlehrerin bereit erklärt, das Experiment zu wagen: eine praktisch Taube allein zwischen Hörenden. Zuletzt wird auch das Schulamt überzeugt. Freudestrahlend berichtet sie Christel Tratzki: „Ich hab es geschafft, die Natalie kommt in eine normale Schule."

10 Herkunft vom lateinischen Wort *integratio*: Wiederherstellung einer Einheit, Wiederherstellung eines übergeordneten Ganzen.

Die *soziale Integration* wird als ein Prozess beschrieben, in dem sich jemand oder eine Gruppe in ein übergeordnetes (Gesellschafts-)System einfügt; dabei bleibt das Andere, Integrierte weiter sichtbar und auch die Grenzen zur Mitwelt, z. B. die kulturelle Identität, können bestehen bleiben. Kritisiert wird u. a.: Integration betone das Anderssein, und somit „geht jeder integrativen Maßnahme eine Etikettierung voraus." (Familienhandbuch, Bayerisches Staatsministerium für Arbeit und Sozialordnung, Familien und Frauen)

An einem Morgen Anfang August weckt Natalies Mutter ihre Tochter mit fröhlichem Gesicht. Der erste Schultag steht bevor. Mutter und Tochter sind beide aufgeregt und in gespannter Erwartung, was auf Natalie zukommen wird.

Natalies neue Klassenlehrerin stellt gleich zu Beginn mit der Klasse die Tische in Hufeisenform, damit Natalie die Lippen eines jeden Kindes sieht. Sie zähmt die Klasse, wenn zu viele Kinder auf einmal sprechen, die Sätze kreuz und quer durch den Raum fallen und Natalie nicht mehr folgen kann. Die Lehrerin spricht selbst sehr deutlich. Und sie versteht es, mitreißend zu erzählen. Ihre Haltung zu Natalie als einziger Gehörloser unter Hörenden ist so entschieden, dass auch den Kindern in der Klasse keine Wahl bleibt: Der Umgang mit ihr wird für sie selbstverständlich. Diese Lehrerin ist eine der wenigen in Natalies gesamter Schullaufbahn, die imstande ist, so souverän und entspannt mit ihrer Behinderung umzugehen.

Der Schneemann schmilzt

Die Schulzeit wird zum Wendepunkt in Natalies Leben, vor allem, weil dem neuen Abschnitt ein tiefer Einschnitt folgt. Zu diesem Zeitpunkt weiß Natalies Mutter schon einige Monate, dass sie an einer Krebserkrankung leidet. Sie weiß auch, dass ihr nur noch wenig Zeit bleibt. Sobald sie Gewissheit haben, beginnen die Eltern, ihre kleine Tochter auf den Tod der Mutter vorzubereiten.

An einem verschneiten Wintertag, während die Mutter im Krankenhaus liegt, baut der Vater mit Natalie einen großen Schneemann. Als der Schneemann fertig ist, fragt der Vater: „Was passiert mit dem Schneemann, wenn der Sommer kommt?“

Natalie antwortet: „Er schmilzt.“

„Und wo ist der Schneemann dann?“, fragt der Vater.

Natalie erwidert: „Weg.“

Ihr Vater sagt: „Genau das wird mit deiner Mutter passieren.“

In den letzten Wochen und Monaten bleibt auch Christel Tratzki an der Seite von Natalies Mutter. Die nimmt ihrer Freundin das Versprechen ab, sich auch nach ihrem Tod um ihre Tochter zu kümmern. Und sie äußert drei Wünsche: Natalie dürfe nicht durch irgendwelche Therapien der Willen gebrochen werden. Sie solle so charmant und fröhlich bleiben, wie sie es jetzt ist. Und sämtliche seriösen Möglichkeiten, zum Hören zu gelangen, sollen ausprobiert werden.

Bis zu ihrem Tod bleibt Natalies Mutter zu Hause, ihre Tochter kann zu jeder Zeit in ihrer Nähe sein. Das war sehr wichtig, wird Natalie später erinnern.

Geht eine Person aus dem Raum, dann hallen keine Schritte nach, kein Wort verklingt, keine Tür fällt klackend ins Schloss. Der Ausspruch: „Aus den Augen, aus dem Sinn“ ist dann sprichwörtlich zu verstehen. Die Person, die eben aus dem Zimmer ging, ist für ein gehörloses Kind wie vom Erdboden verschluckt.

Das Sterben der Mutter in der gewohnten Umgebung mitzuerleben, mildert ein wenig die Brutalität des unfassbaren Einschnitts. Der Tod bekommt ein Gesicht.

Über zwanzig Jahre später schlägt Natalie ein Fotoalbum auf, dessen Seiten vom vielen Umblättern schon zu zerfleddern beginnen. Zusammengestellt hat es ihr Vater, der ihr das Album zum neunten Geburtstag schenkte. Es erzählt von Natalies ersten sieben Lebensjahren. Sie deutet auf ein Foto, es zeigt das Gesicht eines Schneemanns mit Hut.

Während sie den Blick von jenem Foto löst, sagt sie: „In den ersten sechs Lebensjahren hat mich meine Mutter für das Leben gewappnet. Und dann hat sie genau so lange gewartet, bis sie sicher war, dass ich auf einer normalen Schule angenommen werde. Danach konnte sie gehen."

Natalies Mutter stirbt am 24. August, neunzehn Tage nach der Einschulung ihrer Tochter.

„Ich kam von der Schule heim, und ich habe gesehen, dass sie nicht mehr lebt. Und ich muss einen unheimlichen Wutanfall bekommen haben, hat man mir später erzählt. Aber ich habe sofort begriffen: Jetzt ist sie tot. Jetzt ist sie weg."

Es war genauso gekommen, wie es ihr Vater gesagt hatte. Ende des Sommers war ihre Mutter nicht mehr da.

Allein in der Welt der Töne

„Ich war einfach ein Mädchen im Alter von knapp sieben Jahren. Und ich glaube, ich habe mich verhalten, wie das alle Kinder in diesem Alter tun: verdrängen. Verdrängen und weiterleben."

Das Leben wird jetzt ein anderes. Die Mutter erklärt Natalie die Welt nicht mehr. Ihr Vater, ein Kardiologe, arbeitet in einer Klinik, weshalb er nur selten zu Hause sein kann, wenn sie von der Schule kommt. Christel und ihr Mann Wolfgang nehmen Natalie dann zu sich, Wolfgang stockt sogar das Hochbett der eigenen beiden Kinder auf. Natalie kann kommen, wann immer sie möchte, bleibt auch über Nacht, wenn ihr Vater Nachtdienst machen muss. Die dritte Hochbettetage ist für Natalie bis heute ein Symbol des Willkommenseins. Christel und Wolfgang ergänzen: „Mit Natalie bekamen wir ein drittes Kind."

Zu Beginn der Schulzeit lernen sie jeden Tag, den Natalie zu Besuch kommt, aus dem Kinder-Duden zwei Seiten neue Wörter.

Außerdem sorgen Christel und die Klassenlehrerin für ein Netzwerk. Nach der Schule nehmen Klassenkameradinnen Natalie ab und zu zum Mittagessen mit nach Hause. Erst viel später wird ihr bewusst, dass sich ihr Alltag von dem der meisten Kinder in ihrer Umgebung in vielerlei Hinsicht unterscheidet. Natalie wächst ohne Mutter auf. Sie hört nicht. Sie erfährt kein klassisches, ritualisiertes Familienleben.

Aber sie kennt es nicht anders.

Sie kennt es auch nicht anders, in der Schule höchstens dreißig Prozent im Unterricht zu verstehen. Wahrscheinlich weniger. Unmöglich, mindestens fünf Unterrichtsstunden täglich auf sich bewegende Lippen zu starren. Die Anstrengung und auch die Langeweile ermüden Natalie. Doch nur ganz selten fragt sie nach. Sie möchte für die anderen Schüler keine Belastung sein. Trotz der Schwierigkeiten gefällt ihr die Atmosphäre gemeinsamen Lernens im Klassenzimmer. Es geht davon eine gewisse Inspiration aus, empfindet sie. Durch das Studieren der Schulbücher holt sie das Verpasste nach, der Stoff selbst bereitet ihr nicht mehr Probleme als anderen Kindern. Während es die Klasse bis zum Ende eines Schuljahres meist gar nicht schafft, das ganze Buch durchzuarbeiten, kennt Natalie jedes Kapitel. Auch bei den Hausaufgaben ist sie konzentriert bei der Sache. Ihre Erfahrung, mühsam das Sprechen zu erlernen, hat sie Ausdauer gelehrt. Und sie möchte beweisen, dass ihre Mutter richtig entschieden hat, sie auf eine normale Schule zu schicken.

„Für meine Mitschüler war das sicherlich nicht immer einfach. Die fanden es natürlich komisch, wie ich spreche. Ich meine sogar, die Jungs hatten damit etwas weniger Probleme als die Mädchen. Aber ich war ein Mädchen und wollte mit Mädchen spielen. Und die Eltern einiger Mädchen haben auch gesagt: Ihr müsst etwas mit Natalie unternehmen. Manchmal haben sie das nur widerwillig gemacht und ließen auch mal Kinderspielkassetten laufen, die ich natürlich nicht hören konnte."

Ich frage, ob Natalie dieses Verhalten als diskriminierend empfunden hat.

Nach kurzem Zögern antwortet sie: „Nein, nie. Ich denke, das war für die Mädchen eine Art von Abgrenzung, die sie sicherlich gebraucht haben. Sie brauchten auch mal ihren Raum, in dem ich nichts zu suchen hatte. Die Eltern haben sich dann für mich eingesetzt, und sie haben wieder mit mir gespielt."

Natalie neigt nicht dazu, sich zu beschweren oder zu jammern. Weshalb also ein unbedachtes, kindliches Spiel überbewerten? Es interessiert sie viel mehr, warum sich Menschen auf eine bestimmte Weise verhalten.

Doch viele Jahre später können Erinnerungen an die Zeit der Kindheit Gedankengänge anstoßen, die man sich überhaupt erst rückblickend zu denken traut. Denn bestimmte Erkenntnisse muss man erst einmal verkraften können, ehe sie ins Bewusstsein sickern dürfen.

Heute gehen Natalie die folgenden Worte relativ leicht über die Lippen: „Wäre ich in meiner Kindheit diskriminiert worden, hätte ich das gar nicht als Benachteiligung wahrgenommen. Schon aus Selbstschutz nicht. Ja, ich hätte mir das niemals eingestanden. Ich denke, dass ich als Kind unbewusst gar keine Zweifel aufkommen lassen wollte, dass diese Mühen, mich in der hörenden Welt zurechtzufinden, nicht richtig gewesen wären. Wenn ich einmal diskriminiert worden wäre und ich das auch als Diskriminierung anerkannt hätte, dann hätte ich das bestimmt als Ohrfeige für mein ganzes hartes Sprachtraining empfunden.“

Natalie ist während ihrer gesamten Schulzeit das einzige Kind mit einer Behinderung in der Klasse. Bis zum Abitur. Auch das kennt sie nicht anders.[11]

11 So viel zur *Integration* von Menschen mit Behinderungen. Weil Kritik an der Bedeutung des Begriffs laut wurde, wird heute stattdessen von *Inklusion* gesprochen. Auch hier ist es interessant, sich die Herkunft zu vergegenwärtigen. Sie stammt vom lateinischen Wort *inclusio*; das bedeutet Einschließung, Einsperrung.

Aus der mittelalterlichen Klostergeschichte sind *Inclusen* bekannt. Als solche wurden Mönche und Nonnen bezeichnet, die sich für ihr restliches Leben zu Askese und Gebet in einem Inklusorium einmauern und einmal täglich ein karges Mahl durch eine kleine Öffnung reichen ließen. Durch den Einschluss brachen sie mit der Menschenwelt, um Vollkommenheit zu erlangen.

Aus der gegenwärtigen pädagogischen Perspektive betrachtet „Inklusion die individuellen Unterschiede der Menschen als Normalität und nimmt daher keine Unterteilung in Gruppen vor.“ Und weiter unten im Text: „*Inklusion* will (…) den individuellen Bedürfnissen aller Menschen Rechnung tragen.“ Nachzulesen im Familienhandbuch, Bayerisches Staatsministerium für Arbeit und Sozialordnung, Familien und Frauen.

Deutlich wird, dass auch Wörter eine Geschichte in sich tragen, die wesentlich vielschichtiger sein kann, als es beim ersten Hinhören erscheinen mag.

Praktisch taub zu sein, kann auch in der hörenden Welt so selbstverständlich dazugehören wie die Augenfarbe oder die Schuhgröße. Das erfährt Natalie durch ihre Schwestern. Ihr Vater hat wieder geheiratet, und Natalie ist neun Jahre alt, als ihre erste Schwester Lara geboren wird. Auf Filmaufnahmen sind die beiden Kinder zu sehen: Säugling Lara liegt in Natalies Arm. Sie singt ihrer kleinen Schwester ein Lied vor und tanzt dabei wiegend im Kreis. Natalie und Lara sind völlig versunken und genießen unübersehbar diesen innigen Moment.

Als Lara ein wenig größer ist, glaubt sie nicht, dass ihr eine Person zuhört, wenn sie ihr während des Gesprächs nicht in die Augen sieht. Zuhören ist für sie mit Anschauen verbunden. Und sie ist davon überzeugt: Wer mich nicht anguckt, der hört mir nicht zu.

Sobald Lara selbst sprechen kann, übersetzt sie für Natalie am Telefon. Sie formt die Worte des Anrufers lautlos mit ihren Lippen. Natalie liest ab und antwortet ihrerseits dem Anrufer. Die Schwestern sind so geübt darin, dass mancher Gesprächspartner glaubt, er telefoniere tatsächlich nur mit Natalie. Später, nachdem auch die jüngste Schwester Alicia alt genug ist – sie wird zwei Jahre nach Lara geboren –, streiten sich die Schwestern manchmal darum, wer übersetzen darf.

Und da die Mädchen gelegentlich ihrerseits nicht wollen, dass andere verstehen, was sie sich zu erzählen haben, reden sie nicht selten tonlos miteinander. Durch den engen Kontakt mit Natalie haben die Schwestern Übung darin, ihre Münder so deutlich zu formen, dass sie einander recht gut von den Lippen ablesen können. Später erweist sich das besonders bei Diskothekenbesuchen als vorteilhafte Fähigkeit. Beim lautstarken Dröhnen der Musik sind die Schwestern in der Lage, entspannt ohne Ton miteinander zu sprechen. Und da Natalie meisterlich von den Lippen abliest, kann sie ihren Schwestern auch noch verraten, worüber sich die Leute um sie herum unterhalten.

Lara und Alicia sind sehr stolz auf ihre große Schwester. Für sie ist Natalie kein behinderter Mensch. Sie erleben sie von Beginn an als willensstarke Persönlichkeit, die ihr Leben selbstständig in die Hand nimmt und meisterhaft bewältigt. Die Taubheit ist für sie keine Behinderung, sondern ein Merkmal.

Dass Natalie vielleicht bald hören kann, vermag sich Lara kaum vorzustellen. An jenem Nachmittag, als wir mit Natalie und ihren beiden Schwestern zu Filmaufnahmen zusammenkommen, sagt Lara mit belegter Stimme: „Ich glaube, ich werde dich trotzdem immer antippen und sagen: *Natalie!*, und mich deiner Aufmerksamkeit versichern. Und werde nicht glauben können, dass du wegguckst und mir zuhörst. Ich bin damit geboren, mit dir als taubem Menschen an meiner Seite."

Doch die Aufmerksamkeit Außenstehender richtet sich häufig nicht auf den ganzen Menschen, sondern vielmehr auf dessen Defizit. Fallen die Worte nicht hinter vorgehaltener Hand, liest Natalie nicht selten die Sätze von den Lippen ab:

„Guck mal, das ist Natalie. Sie ist taub."

„Merkt man auf den ersten Blick gar nicht."

„Ja, sie spricht, sie *hört* Musik, sie tanzt sogar."
„Ach, wirklich? Wie macht sie das bloß?"
Ich frage mich, wie sie es aushält, außerhalb ihres familiären Umfeldes immer Exotin zu sein.

Sofia

Ohne Gehör allein unter Hörenden: wahrlich kein Spaziergang, stellt Christel Tratzki trocken fest. Sie hat einige gehörlose Kinder über Jahre begleitet. Deren Wege verliefen sehr unterschiedlich, betont sie. Sofias Weg zum Beispiel: Sie hat sich als junge Frau dazu entschlossen, Gebärdensprache zu lernen.
Warum?, möchte ich wissen.

Auch das hat eine Vorgeschichte, erwidert Christel. Und sie rät mir, per E-Mail Kontakt mit Sofia aufzunehmen.

Sofia und ich schreiben uns, und ich erfahre: Sechs Monate war Sofia alt, als ihre Mutter ihrem Verdacht nachging, das Kind könne hörgeschädigt sein. Sie wandte sich an den behandelnden Kinderarzt, der sie zum HNO-Arzt schickte. Kurz und knapp bestätigte der den Verdacht und ließ die Mutter mit der Diagnose und den Worten: *Da kann man nichts machen*, einfach stehen. Erst in einem Buch las sie, wie wichtig es sei, bei einem hörgeschädigten Kind so früh wie möglich mit der Hörversorgung zu beginnen. Mit fast acht Monaten bekam Sofia ihre ersten Hörgeräte. Auch die Sprachentwicklung ihres Kindes begannen die Eltern intensiv zu fördern. Sobald es sich für Bilderbücher interessierte, fotografierten und zeichneten sie Sofias Welt und schrieben neben die Bilder die entsprechenden Wörter: Maus, Erdbeere,

Milch, Tisch, Mama, Hustensaft und so fort. Sofia gelang es auf diese Weise recht schnell, Wörter zu erkennen und den jeweiligen Gegenständen zuzuordnen. Aus Wörtern wurden Sätze, die Handlungen beschrieben und kleine Geschichten erzählten. Die Schriftsprache war Sofia noch vor dem fünften Lebensjahr vertraut, was ihr das Erlernen der Lautsprache sehr erleichterte. Auch ihre Mutter kämpfte darum, dass ihr Kind die Regelschule besuchen und unter Hörenden lernen konnte. Wie Natalie war auch Sofia die einzige Gehörlose in der Klasse. In dieser Zeit begegneten sich Natalie und Sofia nur selten. Durch Christel jedoch riss der Kontakt nicht ganz ab.

Als die Mädchen vierzehn Jahre alt waren, schlug Christel den beiden vor, sich mit der Gebärdensprache zu beschäftigen. Sie war der Ansicht, es sei Zeit, einmal diese Möglichkeit der Verständigung zu erproben. Auch Christel selbst hatte beschlossen, Unterricht zu nehmen.

Natalies und Sofias Freundschaft lebte wieder auf. Sie teilten, was niemand sonst nachfühlen konnte: ihre Erfahrungen als Gehörlose in der hörenden Welt. Zwei Einzelkämpferinnen, die sich einander verbunden fühlen. Sie schrieben sich Briefe, redeten sich darin an mit: „meine beste taube Freundin".

Im Gebärdenunterricht aber hielt es die Mädchen nicht lange. Gelehrt wurden dort lautsprachbegleitende Gebärden. Gewöhnt daran, von den Lippen abzulesen und wie Hörende zu sprechen, erschienen ihnen Gestik und Mimik beim Ausführen der Gebärden fremd und übertrieben. Sie waren dazu erzogen worden, so wenig wie möglich in der hörenden Welt aufzufallen. Dies war ohnehin die einzige Welt, in der sie sich bewegten. Was sollte ihnen das Gebärden also bringen?

Sofia wurde erst einige Jahre später bewusst, wie sehr sich der Inhalt dieser Stunden von komplexer Gebärdensprache unterschieden hatte. Mit neunzehn Jahren und dem Abitur in der Tasche beschloss sie, an der Gallaudet University[12] für Gehörlose und Schwerhörige in Washington D.C. in den USA zu studieren. Ihr Umfeld änderte sich und damit auch ihr Leben. Für Sofia öffnete sich eine Tür in eine völlig neue Welt.

Da ich mehr wissen möchte, beschließen wir, uns zu treffen. Sofia schlägt das Abaton vor, ein Kino mit Café, gelegen im Grindelviertel im Hamburger Stadtteil Rotherbaum.

Einfach normal

Ein warmer Sommertag lockt nach draußen, wir sitzen unter Bäumen, ab und zu rauscht der Wind in den Blättern, Tauben gurren, Wortfetzen von Menschen, die sich am Nachbartisch unterhalten, wehen herüber, Autos fahren knatternd vorbei.

Ein warmer Sommertag lockt nach draußen, wir sitzen unter Bäumen, ab und zu streicht der Wind durchs Haar und Zuckerpapierchen segeln vom Tellerrand der Tasse auf den Boden, von dort picken Tauben Krümel auf, Menschen sitzen an Nachbartischen, mal alleine, mal in Gruppen,

12 Die Gallaudet University ist die weltweit einzige Universität, die nur von Gehörlosen und Schwerhörigen besucht wird. Alle Vorlesungen und Seminare sind zweisprachig. Die Unterrichtssprachen sind die Amerikanische Gebärdensprache (American Sign Language, kurz: ASL) und die englische Schriftsprache. Das bedeutet, an dieser Universität können gebärdende Gehörlose barrierefrei studieren.

ihren Mündern sind hier und da Wortfetzen abzulesen, im Augenwinkel sind vorbeifahrende Autos zu sehen.

Ich bin ein wenig unsicher und habe den Eindruck, Sofia geht es ebenso. Sie habe ja nicht einschätzen können, ob ich offen für ihre Erfahrungen sei, bemerkt sie später.

Ich frage mich, ob wir einander wohl verstehen werden. Denn ich beherrsche keine Gebärdensprache. Doch dank Sofia unterhalten wir uns angeregt, ich staune, wie gewandt auch sie Konversation macht. Sie erzählt, zu Hause werde meist gebärdet, da ihr Mann ebenfalls gehörlos ist. Ihre drei Kinder, alle hörend, beherrschen sowohl Lautsprache als auch Gebärdensprache.

Ich frage sie, was sie dazu bewogen hat, sich nach achtzehn Jahren lautsprachlicher Erziehung der Sprachwelt des Gebärdens zuzuwenden.

Das klinge sehr nach Widerspruch, gibt sie zu bedenken. Sie empfindet die Gebärdensprache nicht als Gegensatz zur Lautsprache, sondern als Ergänzung und Bereicherung.

Natürlich wird als Heranwachsende die Kluft zwischen ihr und ihrem hörenden Umfeld immer deutlicher spürbar. Sich des Unterschiedes der Wahrnehmung Hörender und Gehörloser bewusst zu werden, ist ein schmerzhafter Prozess. Als Kind und Jugendliche ist die hörende Welt ihre einzige Bezugswelt. Und zugleich hat sich genau deswegen das Gefühl der Verlorenheit immer tiefer eingegraben. Es bleiben Lücken, Leerstellen, ein ständiges Fehlen. Die Stille macht einsam. Wie eine Insel, die vor dem Festland liegt. Dazwischen das Meer.

Als Sofia an der Gallaudet University zu studieren beginnt, ist sie umgeben von Hunderten gebärdenden Studenten, deren Sprache sie nicht versteht. Sie ist überfordert und fasziniert zugleich, fühlt sich stark hingezogen zu dieser neuen Gemeinschaft. Sie lernt intensiv die Gebärdensprache. Und nicht selten in den ersten Monaten verzagt sie über dieser vollkommen neuen Art der Kommunikation.[13] Doch immer wieder wird sie von anderen Studenten ermutigt, sich gebärdend auszudrücken. Sie alle eint die Erfahrung, hörbehindert zu sein – das schafft eine große Bereitschaft, einander zu unterstützen. Dann, nach etwa einem halben Jahr, stellt sich erschreckend plötzlich ein Aha-Erlebnis ein: Sofia ist auf einmal in der Lage, nahezu alles um sich herum zu verstehen. Ohne Lücken und Leerstellen, ohne im Nichts endende Konversation.

Mit der lebendigen Sprache des Gebärdens und dem Kontakt zu anderen Gehörlosen ändert sich Sofias Leben grundlegend. Endlich muss sie nicht mehr fürchten, dass ihr etwas entgeht, wenn sie den Blick von den Lippen ihres Gegenübers löst, während alle anderen auch mit abgewandtem Gesicht alles mitbekommen. Sofia ist auch nicht mehr diejenige, die weniger versteht als alle anderen. Sie muss nicht mehr und nicht weniger nachfragen, was gerade gesprochen wird. Sie erfährt die Leichtigkeit im Umgang mit anderen Menschen, deren

13 Zum einen hat die Gebärdensprache eine eigenständige Grammatik, zum anderen ist sie nicht linear, sondern dreidimensional aufgebaut. Es ist eine visuelle Sprache, die neben Körperhaltung und Mimik vor allem Gebärden verwendet, die sich durch die Handstellung, durch den Ort der Ausführung der Gebärde und durch die Bewegung unterscheiden. Gebärdensprachen sind daher räumlich: Beispielsweise können Personen und Orte in einem Gespräch in der Luft platziert werden, und je nach der Bewegungsrichtung von Gebärden zwischen diesen „Raumpunkten" ändert sich die Bedeutung.

Gemeinsamkeit wenigstens darin besteht, nicht zu hören. Und diese Tatsache löst bei niemandem Befremden aus. Kein Staunen, keine Fragen. Keine Etikettierung als Gehörlose mehr. Stattdessen dominieren Persönlichkeit, Eigenschaften, Talente. Nicht selten begegnet ihr eine sehr kritische Haltung gegenüber der ausschließlich lautsprachlichen Erziehung. Viele Gehörlose, die sie jetzt trifft und mit denen sie sich entspannt unterhalten kann, begreifen ihre Sprachwelt und ihr Leben selbstbewusst als eigenständige Kultur.

„Der größte Gewinn, den ich aus der Gebärdensprache gezogen habe, ist das Gefühl der Normalität. Dir mag Gebärdensprache exotisch erscheinen. Für mich war es zum ersten Mal in meinem Leben das Gefühl, normal zu sein – inmitten von dreitausend Studenten, die alle gehörlos waren."[14]

Während ich mir noch vorzustellen versuche, was es in einem Menschen auslöst, wenn er sich plötzlich nicht mehr aus diesem Meer der Kommunikation ausgeschlossen fühlen muss, ergänzt Sofia: „Es wäre falsch, anzunehmen, ich sei ausgestiegen aus der Welt des Hörens und eingestiegen in die Welt der Gehörlosen. Gehörlose leben in beiden Welten, da sie in ihrem Alltag immer auch mit der hörenden Gesellschaft konfrontiert sind. Meine alten Freunde habe ich behalten, aber viele neue dazugewonnen."

14 An der Gallaudet University, die schon 1857 gegründet wurde, sind heute etwa 3000 gehörlose Studenten pro Semester eingeschrieben. Mit dem Studium dort gelangte Sofia in das Zentrum der Gehörlosenbewegung, die in den USA viel größer ist als in Deutschland. Schon in den 1960er Jahren wurde die Gebärdensprache als vollwertige Sprache anerkannt. Außerdem hat es in den USA nie ein Verbot der Gebärdensprache gegeben. In den 1970er Jahren begann dort das Antidiskriminierungsgesetz zu greifen und ermöglichte vielen Behinderten, darunter auch vielen Gehörlosen, ein weitgehend barrierefreies Leben.

Da mein Interesse nicht abebbt, fragt Sofia nach der zweiten Tasse Milchkaffee, ob ich sie ins *Institut für Deutsche Gebärdensprache und Kommunikation Gehörloser* begleiten wolle. Es sei nicht weit, gleich fußläufig zu erreichen.

Sprechende Hände

Wir gehen durch Straßen mit schmalen Bürgersteigen. Weil darauf auch Autos parken, müssen wir häufig hintereinander laufen. Durch den Kontakt zu Natalie bin ich darin geübt, abrupt zu schweigen, wenn mein Gesicht dem Sehfeld meiner Gesprächspartnerin entwischt.

Seit meiner Bekanntschaft mit Natalie reagiere ich ohnehin viel empfindlicher auf Zurufe über Räume hinweg oder über eine Distanz, die es ausschließt, einander anzusehen. Woher will die rufende Person wissen, ob ich mitbekomme, was sie in die Gegend posaunt? Sie hält es ja nicht einmal für nötig, sich meiner Aufmerksamkeit zu versichern. So viel zur Kommunikation Hörender miteinander. Manchmal tue ich dann so, als hörte ich gar nicht, was die Person sagt. Soll sie doch gefälligst herkommen, wenn sie etwas von mir will.

Während wir uns an den eng parkenden Autos vorbeischlängeln, erfahre ich, dass Sofia als Psychologin in einer Hamburger Erziehungsberatungsstelle arbeitet. Sie steht Kindern und Eltern zur Seite, in deren Familien die Hörbehinderung eines Angehörigen zum Alltag gehört. Sie berät bei Konfliktsituationen wie Beziehungsstörungen, Trennungskonflikten, Alkoholismus oder Verhaltensauffälligkeiten von Kindern. Da Sofia sowohl die Gebärdensprache als auch die Lautsprache beherrscht, kann sie zweisprachig beraten.

Ihre Erfahrungen mit verschiedensten Familien lehren sie, dass die sprachliche Entwicklung gehörloser Kinder sehr unterschiedlich verlaufen kann. Einige bevorzugen die Gebärdensprache, andere die Lautsprache und wieder andere beherrschen beides. Und die Lautsprache erlernt ein Kind nicht nur durch unermüdliches Üben, ergänzt Sofia. Wichtig ist eine angstfreie, spielerische Kommunikation, die es zum Sprechen ermutigt. Außerdem entscheidet auch die Sprachbegabung über die Entwicklung, wie in anderen Bereichen auch: Manch ein Kind ist besonders talentiert im Zeichnen, ein anderes in Mathematik, ein drittes im Auffassen von Sprachen. Auch vergleichbar mit dem Üben eines Instruments: Die meisten Kinder lernen für den Hausgebrauch darauf spielen, manch eines entlockt der Flöte, der Geige, dem Klavier virtuose Töne. Nicht anders ist es beim Erlernen von Lautsprache. Außerdem schließt das Gebärden die Lautsprache keineswegs aus. Vielmehr können bei zweisprachiger Erziehung auch beide Sprachen nebeneinander gelernt werden.[15] Und die Erfahrung zeigt, fügt

15 Es ist wichtig, dass Kinder eine voll funktionsfähige Sprache erwerben, d. h. eine grammatikalisierte Sprache mit ausreichendem Wortschatz. Ohne eine solche Sprache ist die Denkentwicklung gefährdet. Bei Kindern mit CI wird in Deutschland in der Regel ausschließlich die Lautsprache angestrebt. Eine Reihe von Ländern praktiziert jedoch den Erwerb von Laut- und Gebärdensprache. Auf diese Art wird vermieden, dass ein Kind ohne funktionale Sprache bleibt, sollte der Erwerb der Lautsprache nicht in Gang kommen. Die in Deutschland verbreitete Meinung, dass der Lautspracherwerb gefährdet ist, wenn Kinder gebärden, entspricht nicht den Tatsachen. Wie die sprachlichen Fortschritte hörgeschädigter Kinder in anderen Ländern zeigen, sind Kinder sehr wohl fähig, zweisprachig mit Gebärden- und Lautsprache aufzuwachsen. Der Erwerb der Gebärdensprache kann sogar den Lautspracherwerb fördern. Nachzulesen in „Wege zur Sprache: Ein Ratgeber zur

Sofia an, für einen erfolgreichen Werdegang von Gehörlosen im Berufsleben ist die Kompetenz der Schriftsprache entscheidend. Die meisten Gehörlosen, die perfekt lesen und schreiben können, haben die Schriftsprache vor dem fünften Lebensjahr erworben. Diese Erkenntnis aber wird bei der Frühförderung gehörloser Kinder noch immer viel zu wenig beachtet.[16]

Wir erreichen das Institut. Steigen Treppen. Gelangen in einen Gang mit vielen Türen, die fast alle offen stehen. Sofia lugt in eines der Büros, gebärdet – genau kann ich ihre Gesten nicht erkennen, da sie mir in diesem Moment den Rücken zuwendet. Es dauert nur wenige Augenblicke, ehe sich einige der wissenschaftlichen Mitarbeiter im Gang versammeln und eine rege Unterhaltung beginnen.

Alle stehen einander in einer Ellipse gegenüber. Die Hände führen Bewegungen und Formen aus, die mich sowohl an Alltagsgesten als auch an ein sehr komplexes Zeichensystem denken lassen. Mal sind die Bewegungen so elegant und weich wie ein Paartanz, der die Tanzpartner anmutig durch den Raum führt. Unversehens wechseln sie in feste, kurze Gesten oder halten plötzlich inne und verharren für wenige Augenblicke in der Luft. Unablässig verändert sich so die Geschwindigkeit des Gebärdens. Während die Hände sprechen, erzählt auch eine ausdrucksvolle Mimik, deren Aussage ich dann meine deuten zu können, wenn sie ein Gefühl oder eine

Sprachentwicklung bei Kindern mit Cochlea-Implantat" von Gisela Szagun. Lengerich: Pabst Science, 2012.

16 Siehe auch Kapitel *Da! ist das Eichhörnchen*, Verweis 22

Stimmung zum Ausdruck bringt, die mit dem gerade beschriebenen Inhalt einhergeht. Hinzu kommen Mundbewegungen, die lautlos gesprochenen Wörtern ähneln. Der ganze Körper wird zum Sprechen gebracht, steht beim Ausführen der Gebärden aufmerksam gespannt, aufrecht und konzentriert. Ich bin fasziniert. Von der Lebendigkeit dieser Unterhaltung. Von ihrer Vielschichtigkeit. Von ihrer Ausdruckskraft.

Ich verstehe fast nichts. Vielleicht so viel: Sofia stellt mich vor. Alle begrüßen mich freundlich. Dann bin ich restlos verloren. Irgendjemand holt eine Dolmetscherin herbei. Mir widerfährt, was sonst meist hörgeschädigte Menschen erfahren, wenn sie Behörden oder Ärzte aufsuchen müssen: Sie brauchen einen Dolmetscher. So wie ich jetzt. Die Dame übersetzt für mich Gebärdensprache in Lautsprache.

Sofia berichtet mit plastischer Geste und Mimik davon, dass ich gerade einen Film über das Leben einer ihrer Kindheitsfreundinnen drehe, die, wie sie selbst, praktisch taub und lautsprachlich erzogen ist. Sie beantwortet Fragen, erwidert Kommentare und erklärt Hintergründe.

Während ich der Dolmetscherin lausche, haftet mein Blick auf den sprechenden Körpern. Es kommt mir vor, als müsse die Übersetzerin für mich lebendige Körpersprache zu trockenen Wortfolgen zusammenpressen. So wie man eine Bilddatei komprimiert und Datenverlust in Kauf nimmt, damit sie beim Empfänger einer E-Mail ankommt. Wieder einmal ahne ich, was Hörenden alles entgehen dürfte.

Zwischentöne klingen nicht zwangsläufig.

Sofia öffnet für mich ein Fenster und zeigt mir einen Ausblick auf ihre Welt. Zwar ist mir dauerhafte Stille fremd, aber durch die Begegnung mit Sofia verstehe ich, was sie dazu bewogen hat, die Gemeinschaft von Menschen zu suchen, die ebenfalls gehörlos und der Gebärdensprache zugewandt sind.

Anderssein

Einfach sein. Nicht besonders und nicht anders. Verstehen, mitreden, dazugehören.[17] Doch nicht zu hören, bedeutet, anders zu sein und anders behandelt zu werden. Die schlichte Tatsache, nicht hören zu können, und das dauernde Bemühen, unter Hörenden möglichst wenig aufzufallen, gleicht einem Balanceakt auf dem Hochseil. Jenem, der auf dem Seil virtuos zu tanzen versteht, erscheint diese Fähigkeit irgendwann alles andere als außergewöhnlich. Ihn beschäftigt nur, was er noch besser machen kann.

Während eines langen Gesprächs, das um Natalies Kindheit und Jugend kreist, sagt Natalies Vater traurig: „Ich fand es immer so schade und ungerecht, dass du so viel Energie aufbringen musst: für das Erlernen von Sprache, für deine Ausbildung, auch dafür, zu zeigen, dass du trotz deiner Behinderung sehr gut bist in dem, was du tust. Andere haben diese Energie zur freien Verfügung."

17 Eines dieser vielen Worte, in denen das Wort *hören* steckt, aber nicht unmittelbar der Hör*sinn* gemeint ist: Zugehörig. Aufhören. Hörig. Ungehörig. Gehören. Angehörige. Behörde. Unsere Lautsprachwelt ist voll davon.

Laut etymologischem Wörterbuch hatte mhd. „hören" auch die Bedeutung „zuhören, gehorchen", woraus sich dann begrifflich die Zugehörigkeit zu einer Familie (Angehörige) sowie des Besitzes und von Eigentum (gehören) entwickelt hat.

Nur einmal, in eben diesem Zusammenhang, äußert Natalie die Worte: „Ja, es ist schon sehr ungerecht, nicht hören zu dürfen. Und früher habe ich es mir nicht erlaubt, darüber Wut zu empfinden. Wie auch? Bei aller Offenheit in der Erziehung wurde zumindest eine Richtung konsequent eingeschlagen: mich möglichst *normal* zu erziehen. Also mich auch möglichst normal zu machen. Und das bedeutete, mich als Gehörlose zu einer Hörenden zu erziehen. Aber ich bin nun einmal keine Hörende. Und daraus resultierten sicherlich große Spannungen."

Manchmal jedoch – auch das zeigt das Gespräch zwischen Vater und Tochter – sind Barrieren in der Welt der Vorstellung höher, als es in der Realität der Fall ist.

Als Natalie noch ein Kind war und sprechen lernte, malte sich ihr Vater in düsteren Farben aus: Niemals könne seine Tochter einen Freund haben, der ihr liebevoll etwas ins Ohr flüstert. Der zärtlich raunt, dass er sie liebt.

Was hast du gesagt?!, würde Natalie undeutlich erwidern. Kannst du das wiederholen?

Jede Romantik wäre dahin, stellte sich der Vater damals vor. Seine Fantasie malte mit düsteren Farben und blieb glücklicherweise weit hinter einer farbenfrohen Wirklichkeit zurück.

Wie schwer es ist, sich von der eigenen, gewohnten Wahrnehmungswelt zu lösen, denke ich. Wer hörend durch die Welt geht, kann sich das Hören einfach nicht wegdenken.

Um mir eine Vorstellung davon zu geben, wie hoch

die Barriere für sie tatsächlich lag, fordert mich Natalie auf, mir eine für Heranwachsende typische Szene auf dem Schulhof und den dazugehörigen Dialog vor Augen zu führen.

„Stelle dir vor, ein Mädchen macht sich schick und trägt ein kurzes, niedliches Röckchen. Der Junge findet das toll, würde aber nie einfach lässig und ehrlich sagen: Du siehst toll aus. Er würde dann ja als Weichei dastehen. In jedem Fall aber wäre er uncool. Also sagt er allerhöchstens mit ironischem Unterton: Na, *Du* siehst aber heute toll aus. Eben diese Ironie rettet sein Kompliment. Unter den Jungs ist er noch cool, und das Mädchen ahnt insgeheim, dass er das Kompliment doch ernst meint."

„Was für ein filigranes Gebilde Kommunikation doch ist", bemerke ich schmunzelnd und frage: „Wie hättest du das verstanden?"

„Ich hätte zwar die Worte des Jungen von seinen Lippen ablesen können, aber nicht ihre Bedeutung verstanden", erläutert Natalie. „Bei mir wäre so etwas viel eher als blöder Witz angekommen. Der eigentliche Sinn der Worte wäre mir entgangen, weil ich die Ironie nicht herausgehört hätte. Und auch umgekehrt hätte ich nicht mitbekommen, wenn jemand etwas Nettes sagt und es eigentlich abfällig meint. Rückblickend denke ich: Solche Untertöne und Zwischentöne haben sicherlich immer wieder zu Missverständnissen geführt. Ich habe das oft gespürt, aber nicht erkannt. Und das verursacht ein ungutes Gefühl. Dieses Ahnen, dass man es nicht richtig versteht, dass man da nicht richtig hingehört, nicht richtig dazugehört. Das war sehr anstrengend. Und dieses Gefühl, dieses unsichere Gefühl beschleicht mich auch heute noch häufig."

Wie vielgestaltig können Zwischentöne eigentlich sein? Ob sie so vielfältig sind wie Spektralfarben? Oder wie Insekten auf einer Blumenwiese? Oder wie Sand am Meer? Wie erkennt man diese Töne dazwischen, die ja häufig nicht offensichtlich daher kommen? Welche Fähigkeiten muss man mitbringen? Es gibt Zwischentöne, die an einer besonderen Betonung der Worte erkennbar sind. Andere Zwischentöne lassen sich Gerüchen, Blicken, Gesichtsausdrücken oder der Körperhaltung entnehmen. Letztere zu erkennen, gelingt Natalie ziemlich gut. Um so viel wie möglich zu verstehen, muss sie ihre Gegenüber sehr aufmerksam beobachten. Das lehrt sie im Laufe der Jahre nicht nur, die Bewegungen von Mündern und Gesichtern zu deuten, sondern auch, eine besondere Sensibilität für die Stimmungen und Bedürfnisse anderer Menschen zu entwickeln. Diese Fähigkeit, zu lesen, was jenseits artikulierter Wörter zum Sprechen gelangt, ist nur wenigen eigen.

Je älter Natalie wird, desto interessierter reagiert ihr Umfeld auf ihre Taubheit. Eine Besonderheit, spannend, sogar exotisch finden viele. Immer häufiger liest sie die gleichen Fragen von den Mündern ab: Wie sie ihr Leben bewältigt, ohne zu hören? Wie Lippenlesen funktioniert? Weshalb sie sprechen kann, ohne je ihre eigene Stimme gehört zu haben? Auch Bewunderung schlägt ihr jetzt entgegen.

Sie schätzt das Interesse. Aber immer wieder führt es ihr auch das Trennende zwischen ihr und der Welt des Hörens vor Augen. Manchmal kommt sie sich vor wie ein bestauntes Zirkuspferd.

Und eine Traurigkeit erfasst sie, die sie so bisher nicht kennt. Sie ist tieftraurig darüber, dass sie niemals das Zwitschern der Vögel wird hören können. Auch nicht das Lachen ihrer Schwestern, das Pfeifen des Windes, die Stimmen ihr nahestehender Menschen.

Jetzt zeigt es sich, dass es von Vorteil sein kann, schon früh selbstständig werden zu müssen. Nach dem Abitur beginnt Natalie ein Architekturstudium und wagt nach dem Grundstudium den Schritt, ins Ausland zu gehen. Ein Stipendium ermöglicht es ihr, das Hauptstudium im Tessin in der italienischen Schweiz zu absolvieren. Englisch hat sie schon in der Schule gelernt, jetzt studiert sie außerdem Italienisch.

Auch ihre Kommilitonen kommen fast alle aus dem Ausland. Und auf für Natalie angenehme Weise eint die Studierenden, dass jeder fremd ist. Jeder spricht eine andere Sprache, jeder stammt aus einer anderen Kultur. Wegen Natalies Akzent fragen sie sich: Kommt sie aus Russland? Oder doch aus Frankreich? Ist sie die Russin oder die Französin? Denn alle geben einander Spitznamen, in Anlehnung an das Herkunftsland oder aufgrund eines besonderen Merkmals. Als die Kommilitonen von Natalies Taubheit erfahren, sagen sie zuerst „la sorda“, im Italienischen: die Taube. Nachdem Natalie belustigt von der Doppeldeutigkeit des Wortes in der deutschen Sprache erzählt – wie die Gehörlose werde nämlich auch der Vogel bezeichnet –, wird sie beim Wort genommen. Von nun an nennen sie Natalie „colomba“.

„Der Drang, wegzugehen, war sicherlich auch ein Flüchten ins Anderssein“, sagt Natalie. „Als Ausländer ist man immer anders. Da war ich nicht einfach nur taub, sondern ich war vor allem Ausländerin – wie all die anderen Ausländer, mit denen ich Kontakt hatte. Ich war plötzlich nicht mehr ganz so ungewöhnlich. Das war sehr angenehm für mich. Außerdem hört man so viele Geschichten von den anderen, dass die eigene Geschichte unwichtiger wird. Und je unwichtiger die meine wurde, desto einfacher war sie auch zu tragen."

Die Professoren an der Universität versteht sie genauso wenig wie früher die Lehrer in der Schule, aber begleitend gibt es immer schriftliches Material und viele Bücher. Außerdem ist Architektur ein sehr visuelles Studium, in dem es viel mehr auf Gestalt und Form und weniger auf den Text ankommt. Natalie schließt in der Schweiz mit dem Diplom und Bestnoten ab. Danach reist sie nach Venedig, um sich von der Anstrengung zu erholen. Sie bleibt vier Monate und beschließt, die Grundlagen der Glasbläserei zu erlernen. Die Stadt auf dem Wasser ist ideal für gehörlose Menschen. Gebannt sind die Gefahren, die in den meisten Städten lauern: Keine Busse, keine Autos, keine Straßenbahnen kreuzen den Weg. Und die Menschen begegnen sich auf der Straße, statt zu telefonieren.

Mit dem Berufsalltag als Architektin folgt ein harter Kontrast. Natalie geht für ein halbes Jahr nach London, um im Büro des Stararchitekten Sir Norman Foster zu arbeiten. Die Stadt wühlt auf. Zu hektisch, zu schnell, zu laut. Auch Lautstärke muss man nicht hören, um sie zu spüren.

Ein weiteres Mal zieht es Natalie in ein fernes Land, in eine fremde Kultur. Fast ein Jahr arbeitet sie in einem Architekturbüro in Korea. Sie versucht, sich in englischer Sprache zu verständigen, doch die eigenwillige Aussprache der Koreaner erschwert ihr das Lippenlesen. Die größte Schwierigkeit aber bereiten ihr die Gesten der Menschen, die häufig die Hand vor den Mund halten, um ihre Gefühlsregungen zu verbergen. Natalie kann nicht mehr Lippenlesen. Der Faden, mit dem sie Kontakt zu den Hörenden hält, reißt dann mitten im Gespräch ab. Sie bittet darum, Handnotizen und Zeichnungen zu bekommen, die ihr zeigen, was genau sie tun soll. Natalie fühlt sich einsam. Doch diese Einsamkeit durch einen Anruf nach Hause abzumildern, ist ihr nicht möglich. Das Gefühl der Verlorenheit schneidet umso tiefer ein. Nach ihrer Rückkehr entscheidet sie, zu bleiben. Bei ihre Familie, ihren Freunden.

Zu Hause ist Vertrautheit. Und vieles wiederholt sich: Hörende Menschen kennen das Quietschen ihrer Eingangstüre. Knarzende Schritte vom Nachbarn. Trompetenübungen auf der gegenüberliegenden Straßenseite. Der Klingelton beim Betreten der Bäckerei. Menschen, die nicht hören, kennen die Schwingung des Bodens, wenn die Eingangstüre zuschlägt. Die Silhouette des Trompetenspielers am gegenüberliegenden Fenster. Der Geruch frischer Backwaren beim Betreten der Bäckerei. Egal, aus welcher Sinneswahrnehmung das Vertraute spricht: Seine Wiederholung besänftigt das Gefühl, ständig nach Unberechenbarem Ausschau halten zu müssen.

Herzklopfen I

Nicht lange nach ihrer Rückkehr lernt Natalie Johannes kennen. Im Dämmerlicht der Diskothek fixieren sie einander. Sie müssen schmunzeln, wenn sich ihre Blicke in den Lücken zwischen den Trauben des schick zurechtgemachten Publikums kreuzen. Plötzlich durchschneidet ein anderer Mann ihren Augenkontakt, tritt zu Natalie und fragt, ob sie tanzen will. Sie verneint und geht kurz darauf alleine auf die Tanzfläche. Sie bewegt sich im Takt des Pulses, der den ganzen Raum und ihre Glieder bis in die Fingerspitzen erschüttert. Der junge Mann, der sie eben aufforderte, gesellt sich dazu und groovt im Rhythmus der Musik, als wolle er einen Tanzwettbewerb gewinnen.

Auf einmal nimmt Natalie neben sich Johannes wahr, dessen Namen sie noch nicht kennt. Sie schaut ihn an, und er fragt belustigt: „Was ist?"

Mit einem Seitenblick auf den engagierten Tänzer antwortet sie schmunzelnd: „Guck, wie gut der tanzen kann."

Johannes entgegnet grinsend: „Was der kann, kann ich schon lange", und beginnt den anderen gekonnt zu imitieren.

Seine Persiflage bringt sie zum Lachen, unausweichlich kommen sie nun ins Gespräch. Sie sagt ihm, er müsse ihr nicht ins Ohr schreien, sie höre nicht und lese deshalb von den Lippen ab. Und sie wundert sich, wie ungezwungen er darauf reagiert. Weder reißt er plötzlich den Mund auf, wie die meisten anderen Hörenden, die von ihrer Taubheit erfahren, noch versucht er, mit übertriebenen Mundbewegungen deutlicher zu sprechen.

Vielmehr scheint er es als angenehm zu empfinden, sich trotz lauter Musik in normalem Tonfall unterhalten zu können. Das Gespräch will nicht enden, und sie wollen einander wiedersehen.

Schon am nächsten Tag verabreden sie sich zum Kaffee, sie holt ihn mit ihrem Auto ab. Er sitzt neben ihr, sie richtet ihren Blick auf den Verkehr und fährt los. Viel später wird er sagen: In diesem Moment wurde ihm erstmals bewusst, wie einschneidend es auch für ihn ist, dass sie nicht hört. Was auch immer er jetzt zu sagen hätte, sie würde ihn nicht verstehen. Nie wird er sich mit ihr unterhalten können, sobald sein Gesicht außerhalb ihres Blickfeldes ist, nie wird er mit ihr telefonieren können. Und überhaupt, wie macht sie das, ohne Gehör so entspannt Auto zu fahren?

Sie hört nicht das Klacken des Blinkers. Auch nicht das gleichförmige Brummen der Motoren. Die Hörgeräte in ihren Ohren lassen sie höchstens ein fernes Grummeln vernehmen. Sie registriert ein Martinshorn erst, wenn es in nächster Nähe heult. Aber lange bevor sie es bemerkt, hat sie die veränderte Fahrweise der umgebenden Verkehrsteilnehmer erfasst und sich eingefügt in die weichende Autokolonne. Sie fährt nicht nach Gehör, sie fährt nach Augenmaß.

Natalie und Johannes beschließen, für eine Weile zu schweigen. Wenigstens so lange sie fahren, damit sie sich auf den Verkehr konzentrieren kann. Schon eigenartig: Sonst sprechen einander fremde Menschen häufig ohne Unterlass, weil sich Stille so peinlich anfühlt. Als hätte man sich nichts mehr zu sagen. Johannes empfindet das Schweigen nicht als unangenehm. Nach einer Weile ignoriert Natalie ihre Absprache, still zu sein. Zwar kann sie während des Fahrens nicht von seinen Lippen ablesen, aber er kann ihr zuhören. Und so erzählt sie, während er schweigt.

Sobald sie sich im Café gegenübersitzen, gibt wieder wechselseitig ein Wort das andere. Natalie stellt erneut fest, wie entspannt Johannes ihrer Taubheit begegnet. Ihm ist klar: Dass sie taub ist, gehört zu ihr. Wie ihre Augenfarbe.

Sie sprechen ernst. Sie sind albern. Sie lachen viel, weil ihr Humor ähnlich ist. Johannes stört nicht, dass sich Natalie häufiger vergewissert, ob sie ihn richtig verstanden hat. Ihn fasziniert die Intensität des Gesprächs. So konzentriert hat er das noch nie erlebt: Die gesprochenen Sätze klingen in seinen Ohren glasklar, als seien sie ausgeschnitten aus der Welt drum herum. Und die lärmende Stadt scheint auf einmal in Watte gepackt.

Glücklich der Umstand, dass sich Natalie und Johannes zu einer Zeit kennenlernen, in der Mobiltelefone und E-Mails zum Alltag gehören. Sind sie nicht räumlich beieinander, schreiben sie sich, nicht selten mehrfach in der Stunde. Früher wäre der Kontakt in dem Moment abgerissen, in dem einer von beiden den Raum verlässt.

Sich verabreden zu müssen, um sich zu sehen, ist ihnen zu wenig. Einige Monate nach dem Kennenlernen ziehen Natalie und Johannes zusammen.

Sie sind seit fast zwei Jahren ein Paar, als wir eines Abends bei einem Glas Wein zusammensitzen. Das Gespräch handelt vom Für und Wider einer Implantation, und Natalie bewegen weitere Fragen. „Sag mal, Johannes“, setzt sie an, „empfindest du meine Behinderung eigentlich als Belastung?"

Johannes blickt sie einen Moment lang nachdenklich an, ehe er antwortet: „Manchmal ist es schwierig. Dann, wenn einer von uns für ein paar Tage verreisen muss und wir einander nicht anrufen können. Oder wenn im Alltag etwas schnell abgesprochen werden muss. Manches lässt sich einfach nicht per SMS regeln. Auf der anderen Seite gleichst du das Nicht-Hören-Können mit anderen Fähigkeiten aus. Also, wenn du merkst, ich trage etwas mit mir herum oder mir passt etwas nicht, dann hast du sehr feine Sensoren dafür. Du bist wesentlich aufmerksamer als die meisten anderen Menschen. Ich glaube, das ist schon sehr besonders, und ich schätze das sehr."

Ein wenig verlegen senkt Natalie den Kopf. Aus beider Schweigen spricht mehr, als viele Worte sagen können. Nach wenigen Sekunden begegnen sich ihre Blicke, und sie müssen lachen.

Wieder gefasst, hakt Natalie nach: „Hast du eigentlich Angst, dass sich etwas zwischen uns verändern könnte, sollte ich die OP machen und danach wesentlich mehr hören und auch nicht mehr auf das Lippenlesen angewiesen sein?"

„Ob ich mir Sorgen mache, dass sich etwas ändert?" Wieder überlegt Johannes einen Moment, ehe er erwidert: „Ich glaube nicht. Es bereichert vielleicht, da ich dir dann im Alltag möglicherweise auch mal eine kurze Information mitteilen kann, ohne immer erst zu dir hinlaufen zu müssen. Aber erst einmal ist es ein großer Schritt für dich. Wir alle – deine Familie, deine Freunde und ich –, wir können dich unterstützen und auf dem Weg begleiten. Aber wenn es darum geht, hören zu lernen, sind wir alle mehr oder weniger Außenstehende. Wir können dich motivieren, aber du wirst dich durch diese Welt der Geräusche alleine durchkämpfen müssen."

Entscheidung

Seit über dreißig Jahren kompensiert Natalie nun das Nicht-Hören mit all ihren anderen Sinnen, lernte von Kindheit an, nicht nur von den Lippen, sondern auch zwischen den in Lautsprache gefassten Zeilen zu lesen. Solche, die den Hörenden so oft entgehen.

Wenn sie aber wirklich hören sollte, könnte ihr dann nicht verloren gehen, auf diese Zwischentöne zu lauschen? Könnte sie gar eine Andere werden? Manchem ist nicht ganz wohl dabei, sich Natalie hörend vorzustellen. Ein enger Freund rät gar ab vom Implantat. Er gibt zu bedenken, auch ihre Behinderung habe sie zu dieser besonderen Persönlichkeit gemacht, die sie ist. Mit dem Hören verliere sie möglicherweise ihre Sensitivität, ihren ganz eigenen Blick auf die Welt. Denn im Getöse der hörenden Welt geht das Leise, Feinsinnige leicht unter. Doch Natalies Wunsch, nicht mehr auf das Lippenlesen angewiesen zu sein, wiegt schwerer als ihre Zweifel.

Jeder Mensch hat seine ureigene Geschichte. Schwerwiegende Entscheidungen hängen häufig von dieser Geschichte ab. Die Entscheidung Natalies fußt auf der Summe ihrer ganz persönlichen Erfahrungen. Sie beschließt, sich operieren, sich das Cochlea-Implantat einsetzen zu lassen. Nachdem sie dreißig Jahre lang praktisch taub war, soll nun Technik die Geräusche und Klänge, Töne und Laute in elektrische Impulse umwandeln, zu ihrem Hörnerv und von dort an ihr Gehirn weiterleiten.

Für Natalie verkörpert die Hörprothese die Hoffnung, teilzuhaben an den Geräuschen der Welt, die außer ihr alle hören, von denen sie umgeben ist. Ihre Familie, ihre Freunde, ihr Lebenspartner, Menschen, denen sie im Alltag begegnet. Sie hofft, Sprache zu hören und zu verstehen. Gespräche führen zu können, die nicht einfach abreißen, wenn sie oder ihr Gegenüber den Kopf abwendet. Nicht mehr ausgeschlossen zu sein, wenn in Gesellschaft mehrere auf einmal sprechen. Mitreden zu können, ohne immer das Thema bestimmen zu müssen. Im Kino zu verstehen, was gesprochen wird, auch wenn nur der Hinterkopf des Darstellers zu sehen ist. Das Telefon abzunehmen und dem Anrufer antworten zu können.

Ein gehörloser Mensch mit einem anderen Erfahrungshintergrund würde möglicherweise anders entscheiden.[18] Am Ende aller Überlegungen muss eine solche Entscheidung jeder Mensch für sich alleine treffen.

Und entscheidet er sich dafür, was dann? Wie stellt man sich etwas vor, das man nie wahrgenommen hat? Woher nimmt die Fantasie ihre Kraft? Wie mag sich ein Mensch, der nie gehört hat, die Welt der Töne vorstellen? Malt er sich aus, diese Welt sei dann bunter als zuvor? Als stünde er vor einem Gemälde, dessen An-

18 Der einfühlsame Dokumentarfilm „Louisa" erzählt zum Beispiel von einer klugen, gehörlosen jungen Frau, die lautsprachlich erzogen wurde, als Studentin die Gebärdensprache für sich entdeckt und ihre Identität als Gehörlose aufzuspüren versucht. Sie informiert sich, was es bedeuten würde, ein Cochlea-Implantat einsetzen zu lassen. Ihre persönliche Auseinandersetzung führt sie zu einer Entscheidung gegen das Implantat.

mutung von Schwarzweiß in Vielfarbigkeit wechselt? Oder von Pastelltönen in leuchtende Farben? Und wie ergeht es ihm, wenn er diese Welt dann hört? Erfüllen sich seine Erwartungen? Oder ist das Gemälde grell statt farbenfroh?

2. Teil

Zwischen zwei Herzschlägen

Einmal war es am helllichten Tag ganz still. Unheimlich still. Nichts, rein gar nichts rührte sich. Kein Lüftchen, kein Blatt, kein Tier im Laub. Aus der Ferne drang kein Motorengeräusch heran, keine Stimme durchschnitt die absolute Ruhe. Es war Mittag, die Sonne stand im Zenit und brannte auf den tausend Meter hoch gelegenen Lorbeerwald auf der kleinen Insel im Atlantischen Ozean. Wir, ich und der Freund an meiner Seite, verharrten ebenso reglos wie die Natur um uns herum. Wir saßen einfach da, blickten stumm über die Landschaft und staunten über die Stille. Dann hielt ich den Atem an. Jetzt war es vollkommen still. Zumindest zwischen zwei Herzschlägen.

April 2008
Operation

„Falls Sie mir noch etwas sagen wollen: Ich kann nicht hören, ich lese von den Lippen ab", äußert Natalie, als sie, bekleidet mit grünem OP-Hemd und Plastikhaube über dem Haar, in den Operationssaal geschoben wird. Operateure und Assistenten haben bereits den Mundschutz übergezogen, weshalb Natalie nicht verstehen kann, was gesprochen wird. Über das, was jetzt geschieht, wurde sie vorher aufgeklärt.

Über einen Katheter injiziert die Anästhesistin ein Medikament in Natalies Vene, das ihr das Bewusstsein und das Schmerzempfinden nimmt. Aus einer Maske über Mund und Nase strömt ein Gas, um die Narkose zu unterstützen. Nur wenige Sekunden dauert es, bis Natalie in tiefem Schlaf versinkt.

Über drei Stunden wird Dr. Helbig operieren. Zuerst rasiert sie ein kleines Haarbüschel hinter Natalies linkem Ohr ab. Sie desinfiziert Ohr und Umgebung und markiert die Umrisse des zu implantierenden Teils an genau der Stelle, an der sie das Implantat versenken will. Drum herum werden sorgfältig alle Flächen des Kopfes abgedeckt, ehe sie den ersten Schnitt setzt, um den Schädelknochen hinter dem Ohr freizulegen. Sie beginnt, eine Vertiefung in den Knochen zu bohren, in die später das Stimulatorgehäuse des Implantats eingebettet wird. Anschließend zieht sich die Ärztin ein Mikroskop heran, da die filigrane Operation im winzigen Ohrinneren mit bloßem Auge kaum zu erkennen wäre. Durch den Schädelknochen, auch Felsenbein genannt, fräst sie nun einen Kanal, arbeitet sich mit aller Vorsicht vorbei am

Gesichts- und Geschmacksnerv und gelangt so ins Mittelohr. Jetzt kann sie das Loch mit etwa 1,2 Millimetern Durchmesser in Natalies Hörschnecke hineinfräsen: genau so groß, um den Elektrodenträger so weit wie möglich hindurchschieben und platzieren zu können. Auf einem Bildschirm, der mit dem Mikroskop verbunden ist, können alle im Saal befindlichen Personen die Handgriffe Dr. Helbigs verfolgen. Mithilfe eines Gleitmittels schiebt sie das Elektrodenbündel behutsam immer tiefer in die Hörschnecke hinein. Statt der fehlenden Haarzellen, die normalerweise den Schall übertragen, liegt nun in Natalies Cochlea ein transparenter Schlauch, der die Elektroden umhüllt. Nach dreißig Jahren Taubheit sollen sie nun anstelle der Haarzellen die elektrischen Impulse über den Hörnerv an das Gehirn weiterleiten. Ob das funktioniert, zeigt die Reflexmessung. Sie wird in wenigen Minuten im Operationssaal von Professor Baumann durchgeführt, noch während Natalie in Narkose liegt.

„Dann legen Sie mal los", lässt Dr. Helbig hinter dem Mikroskop verlauten, nachdem alles am rechten Platz eingebettet und für die Messung vorbereitet ist. Mit einem Stäbchen zeigt sie auf eine Sehne, die auf dem Monitor vielfach vergrößert zu sehen ist. „Diese winzige Sehne führt zum kleinsten Knochen des menschlichen Körpers, dem Steigbügel-Knöchelchen. Und dieses kleine Stückchen Gewebe, das muss jetzt gleich zucken. Nämlich dann, wenn das Implantat ausreichend starke Hörreize bei Natalie erzeugt."

Noch am Computer hantierend, der die Intensität der Reizströme steuert, die jetzt über das neue Implantat an Natalies Hörnerv geleitet werden, erwidert Professor Baumann: „Spannende Frage, die Patientin hat ja dreißig

Jahre lang nie den Muskel benutzt, der Sehne und Steigbügel bewegt. Wenn er nun zuckt, ist das sensationell. Wir beginnen mit einem relativ schwachen Reizstrom."

Alle schauen gebannt auf den Monitor.

„Jetzt!", ruft Professor Baumann, während er den elektrischen Impuls auslöst.

Nichts geschieht. Kein Zucken der Sehne.

„Nein!", ist aus verschiedenen Mündern im Saal zu vernehmen.

Professor Baumann unternimmt einen weiteren Versuch mit einem etwas stärkeren Reizstrom. „Jetzt!", ruft er erneut aus.

Wieder geschieht nichts. Wieder unterstreicht ein mehrstimmiges „Nein!" die Reglosigkeit der Sehne. Die Spannung steigt spürbar.

Professor Baumann wirkt keineswegs entmutigt, als er zum dritten Mal einen noch stärkeren Reizstrom gibt, begleitet von seinem deutlich zu hörenden: „Jetzt!"

Alle Augen sind auf den Monitor gerichtet. Alle können es sehen: Dieses Mal antwortet der Hörnerv. Die kleine Sehne am Steigbügel zuckt. So, als habe sie Natalies Leben lang nichts anderes getan, als zu zucken.

Aus allen Mündern im Saal ertönt ein einhelliges: „Ja!"

Erfreut ruft Professor Baumann aus: „Sensationell! Dafür, dass sich der Muskel noch nie bewegt hat!"

Erkennbar ist auch die Schwelle der Stromstärke, ab wann der Muskel aktiv wird. Sie liegt ziemlich niedrig, was den Professor verwundert. „Insgesamt scheint die Hörnervenleistung besser zu sein, als man es nach so langer Taubheit erwarten kann."

Die Operation ist optimal verlaufen.

Warten

Vier Wochen wird es dauern, bis die Wunde vollkommen verheilt ist. Vier Wochen, ehe das Implantat erstmals eingeschaltet wird. Wünscht man sich etwas sehnlichst herbei, können vier Wochen ziemlich schleppend vergehen. Will man eigentlich aufschieben, was am Ende dieser Zeitspanne steht, rauschen vier Wochen viel zu schnell vorbei. Es sei denn, man möchte das Unvermeidliche, auch wenn es unangenehm ist, möglichst schnell hinter sich bringen.

Wenn jemand gar nicht weiß, was ihn erwartet, liegt im Verstreichen der Zeit unweigerlich ein Zwiespalt. Mit nichts schon Dagewesenem kann Natalie die vielen Töne und Geräusche abgleichen, die auf sie einprasseln werden.

Kein Zwitschern hat sie je gehört, kein Pfeifen, kein Knattern, kein Lachen, kein Rauschen, kein Bohren, kein Rufen, kein Hupen, kein Klappern, kein Quietschen, kein Brutzeln, kein Knallen, kein Blättern, kein Weinen, kein Ticken, kein Rumpeln, kein Klingeln, kein Plappern, kein Trampeln, kein Scheppern, kein Brüllen, kein Singen, kein Donnern, kein Plätschern, kein Köcheln, kein Lallen, kein Schlagen, kein Wiehern, kein Klopfen, kein Rucken, kein Schlürfen, kein Summen, kein Tropfen, kein Klicken, kein Tippen, kein Hacken, kein Schießen, kein Flüstern, kein Knistern, kein Stürmen, kein Klatschen, kein Schmatzen, kein Klirren, kein Knarzen, kein Läuten, kein Rasseln, kein Tapsen, kein Kicken, kein Bellen, kein Splittern, …

Wie werden gesprochene Worte, ein Musikstück oder die Summe aller, gewöhnlich gleichzeitig tönenden Alltagsgeräusche bei Natalie ankommen? Wie mag ihre eigene Stimme in ihren Ohren klingen? Oder die Stimme von Johannes? Wird sie ihn je aus all den anderen Stimmen heraushören können? Wie lange und wie intensiv wird sie üben müssen, ehe sie die vielen verschiedenen Töne und Geräusche erkennen und unterscheiden kann? Wird ihr das überhaupt jemals gelingen?

Vier Wochen sind zugleich schrecklich kurz und zähflüssig lang, wenn am Ende Ungewissheit steht. Während dieser Zeit schweifen Natalies Gedanken oft in ihre Kindheit zurück. Wird es sein wie damals, als sie regelmäßig in die Schweiz zur Spracherziehung fuhr? Als sie und Christel Gegenstände mit Begriffen etikettierten und Adjektive nachspielten? Kommt jetzt die gleiche Anstrengung auf sie zu - nur, dass sie jetzt das Hören lernen muss statt das Sprechen? Hat sie mit dem Implantat in ihrem Kopf die Geister der Vergangenheit gerufen?

Die diffuse Unsicherheit wird demnächst Tatsachen weichen. Natalies Wunde ist bald verheilt. Ganz von alleine ticken die Uhren der ersten Hörprobe entgegen.

Natalie möchte die Zeitspanne des Wartens nutzen. Nachdem der Verband abgenommen wurde und die Wunde zu vernarben beginnt, reisen wir in die Schweiz und besuchen den Unterricht bei Sprecherzieherin Susann Schmid-Giovannini. Zu ihr kommen inzwischen viele Kinder, hinter deren Ohren Cochlea-Implantate sitzen.

„Schau, David, ich möchte dir das Buch zeigen“, sagt Susann Schmid-Giovannini zu dem kleinen Jungen von etwa sechs Jahren, der am Tisch sitzt und versunken wilde Tiere mit einem Kran in Zoogehege platziert. Auf jedem seiner Ohren liegt, überdimensionierten Hörgeräten ähnlich, ein CI-Prozessor,[19] von dem jeweils ein Kabel zu den zwei Spulen führt, die, etwas versteckt unter dem Haar, an seinem Hinterkopf auf der Haut haften.

David wendet den Kopf und blickt auf das Buch, das Susann Schmid-Giovannini auffordernd in den Händen hält. Er nimmt das Buch, legt es auf den Tisch und beginnt, darin zu blättern, während sich die Sprecherzieherin schräg hinter ihn setzt.

„Ich kann jetzt vorlesen, ganz gleich, wo ich sitze, allein durch das Hören können es die Kinder verstehen“, erklärt sie uns mit Begeisterung.

Sie wendet sich dem Jungen zu, der gerade eine Seite aufblättert, auf der eine Eisenbahn mit freundlichem Gesicht und eine Tanne zu sehen sind, auf deren Ästen ein Eichhörnchen und eine Eule sitzen.

„Wo ist das Eichhörnchen?“, fragt Susann Schmid-Giovannini bestimmt, die sowohl die Abbildung als auch den Hinterkopf des Jungen im Blick hat.

„Da!“, ruft David und zeigt mit ausgestrecktem Finger auf das Tier.

19 Im CI-Prozessor werden über das Mikrofon empfangene Schallschwingungen in elektrische Signale umgewandelt und über das Kabel zur auf der Haut sitzenden Spule weitergeleitet. Letztere wird durch den im implantierten Teil befindlichen Magneten gehalten und sendet die Signale durch die Haut zum Implantat.

„Und, David, wo ist die Eule?“

„Da!“, antwortet der kleine Junge, und etwas undeutlich äußert er: „die Eule“.

„Genau. Das ist eine Eule“, wiederholt Susann Schmid-Giovannini und betont jedes Wort.

Die betagte, aber nicht weniger energische Dame übt mit den Kindern inzwischen das Sprechen und das Hören.

Zu Natalie gewandt, führt sie aus: „Das ist der große Unterschied zu früher: Das Kind muss mich nicht mehr anschauen, ich kann mit ihm ganz normal sprechen. Früher musste ich die Kinder immer antupfen und sagen: Komm, schau mich an, ehe sie mich verstehen konnten.“

Über ihre Begeisterung scheint in Vergessenheit geraten zu sein, dass Natalie eines dieser Kinder war, die man antupfen musste. Und noch immer steht sie lippenlesend vor Susann Schmid-Giovannini. Noch immer muss man sie am Ärmel zupfen, wenn man ihr etwas zeigen oder sagen möchte. Umso deutlicher wird mir während des Unterrichts bewusst, dass auch Natalie jetzt vor der Schwelle ihrer ersten Hörerfahrung steht.

Natalie liest konzentriert die Wörter von Susann Schmid-Giovanninis Lippen. „Das Defizit, nicht hören zu können, wird durch das CI ausgeglichen. Ja, David kann hören! Deshalb kann er ganz normal über das Ohr Sprache erlernen. Die Kinder können jetzt auch singen, sie können sogar telefonieren. Es ist eine enorme Erleichterung fürs ganze Leben.“

Um uns ein Bild machen zu können, dürfen wir mit der Erlaubnis von Davids Mutter beim Unterricht zusehen und sogar filmen. Mitgebracht hat sie alle ihre Kinder. Während David mit dem Bilderbuch beschäftigt ist, spielt sie mit ihrem jüngsten Sohn Hendrik, der etwas über ein Jahr alt ist. Wie sein älterer Bruder ist auch Hendrik praktisch taub, trägt jedoch bereits Hörgeräte. Auch er soll so bald wie möglich implantiert werden. Ehe das geschehen kann, wird mithilfe der Hörgeräte sein Restgehör stimuliert.

Hendrik krabbelt auf dem Boden und patscht auf Spielsachen herum. Ihm widmet sich Susann Schmid-Giovannini jetzt, während sein Bruder David wieder Zootiere in Gehege verladen darf.

„Hendrik! Schau her! Hendrik, schau!“, wiederholt Susann Schmid-Giovannini mehrere Male laut und deutlich.

Die Aufmerksamkeit des Babys ist gerade von einem am Boden stehenden, bunten Telefon gefesselt, auf dessen Tasten es begeistert herumdrückt.

„Hendrik! Schau her!“, ruft Susann Schmid-Giovannini ausdauernd, so lange, bis sich Hendrik tatsächlich nach ihr umdreht. „Wahrscheinlich kommt sehr wenig an, aber er hat reagiert“, stellt sie fest, hebt das Baby vom Boden und setzt sich mit ihm an ein Keyboard, das die Wand neben der Tür einnimmt, die in den Unterrichtsraum führt. Quietschend vor Vergnügen patscht Hendrik mit seinen kleinen Händchen darauf herum. Schräger Tonsalat klingt durch den Raum.

„Wir versuchen vieles, um ihm Höreindrücke zu verschaffen“, ruft Susann Schmid-Giovannini durch das Geklimper hindurch. „Außerdem wird gerade abgeklärt, ob auch bei ihm Implantate sinnvoll sind. Wenn ja, bekommt er in zwei, drei Monaten das erste CI.“

Nicht älter als eineinhalb Jahre dürfte Hendrik dann sein.

Wir erfahren, dass den meisten gehörlosen Kindern, deren Eltern sich für das CI entscheiden, Implantate vor dem dritten oder gar schon vor dem zweiten Lebensjahr eingepflanzt werden. Warum so früh?, frage ich.

Je früher operiert werde, desto einfacher erlernen die Kinder das Sprechen, lautet die Antwort. Denn der Spracherwerb beginnt bereits im Säuglingsalter.[20] Im ersten Lebensjahr lernen normal hörende Kinder zunächst, Laute und Sprachmelodie ihrer Muttersprache erkennen. Ein Kind mit Cochlea-Implantat muss diese Hörleistung erst nachholen, bevor es Laute und Wörter nachzusprechen beginnt. Fangen die Kinder dann an zu sprechen, sind die Äußerungen zunächst kaum zu verstehen und häufig gar nicht als Wörter zu erkennen. Mit dem Cochlea-Implantat lernen die Kinder zwar das Sprechen über das Ohr, genau wie normal hörende Kinder.[21] Doch sie müssen sowohl das Hören als auch das Sprechen intensiv trainieren.

Die Erfahrung lehrt, dass Kinder mit Höreindrücken vor der Operation anschließend schneller in der Lage sind, Lautsprache zu entwickeln. Auch deshalb wird beim kleinen Hendrik schon vor einer Implantation auf Hörerfahrungen mit Hörgeräten Wert gelegt.

Die Energie, mit der Susann Schmid-Giovannini die Kinder zum Hören, Schauen, Sprechen und Staunen

20 Zur Information für Eltern hörgeschädigter Kinder ist beim *Deutschen Gehörlosen-Bund e. V.* die Broschüre erhältlich: „Sprachentwicklung bei Kindern mit Cochleaimplantat - Ein Elternratgeber“ von Giesela Szagun, 2010.

21 Bis zum Alter von vier Jahren verfügen normal hörende Kinder allein durch Nachahmung über eine grundlegende Grammatik. Diese Aufnahmefähigkeit wird begründet durch den Prozess des Aufbaus neuronaler Systeme im Gehirn zur Verarbeitung von Sprache. Untersuchungen lassen darauf schließen, dass dieser Aufbau bis zum Alter von etwa vier Jahren am größten ist und dann allmählich nachlässt. Nachzulesen in: „Wege zur Sprache: Ein Ratgeber zur Sprachentwicklung bei Kindern mit Cochlea-Implantat“ von Giesela Szagun. Lengerich: Pabst Science, 2012.

animiert, ist bemerkenswert. Eben noch hält sie Hendrik eine Tröte ans Ohr. Dann zieht sie einen Spielzeughund auf, lässt ihn auf das Baby zulaufen und ruft laut: „Wau, wau! Wau, wau!" Anschließend spielt sie einzelne Töne auf dem Keyboard. Zwischendurch ruft sie immer wieder überdeutlich: „Hendrik! Schau! Eine Tröte!", „Hendrik! Schau her! Das ist ein Hund!" oder: „Sieh mal, das Telefon klingelt!"

Unermüdlich ermuntert sie zum Hören, ohne genau zu wissen, was das Baby überhaupt wahrnimmt.

Aufmerksam beobachtet Natalie den Unterricht. Da sie sich nur bruchstückhaft an die Zeit ihrer Sprecherziehung erinnert, hat sie die Anstrengung einer solchen Stunde bislang vornehmlich aus der Perspektive derer gesehen, die ihr von früher erzählten. Ihr Vater, der noch heute die allgegenwärtigen Mühen bedauert. Oder Christel, die von der kompromisslosen Strenge berichtet.

Nachdem der Unterricht beendet ist und die Kinder gegangen sind, sitzen wir noch eine Weile mit Susann Schmid-Giovannini inmitten der vielen Spielzeuge zusammen.

„Ich meine, so ähnlich war das damals auch", sagt Natalie. „Es war natürlich schon anstrengend, und ich war danach müde. Aber der Unterricht ist auch wie Spielen, nur viel intensiver. Mit einem Gehörlosen musst du dich wirklich so beschäftigen, dass er gefesselt davon ist. Das gelingt nur, wenn der Lehrer den Unterricht so spannend gestaltet, dass das Kind voller Interesse mitmacht. Von außen betrachtet, wirkt das sehr anstrengend. Aber ich glaube, die Eltern nimmt das oft viel mehr mit als ihr Kind, weil sie in ständiger Sorge sind."

Susann Schmid-Giovannini, die Natalie interessiert zuhört, erwidert ernst: „Ja, der Lehrer muss sich anstrengen. Wenn die hörgeschädigten oder gehörlosen Kinder nichts gelernt haben, dann war der Lehrer schuld."

Natalie ahnt, was auf sie zukommen wird. Wie der kleine Hendrik ist auch sie ein Hörbaby. Aber Natalie wurde nicht mit zwei, sondern mit dreißig Jahren implantiert. Und ihr Gehirn muss bald die gleiche Leistung vollbringen, wie das des Babys.

Schwarze Nacht

Wasser klatscht gegen den ausgewaschenen Steg, der einige Meter über den Vierwaldstätter See führt und im grellen Sonnenlicht fast weiß anmutet. Wir sitzen auf den dicken, warmen Planken und lassen unsere Blicke über das sich sanft wiegende Wasser schweifen.

„Ich frage mich, was David machen würde, wenn er Schwimmunterricht hätte. Schwierig, mit dem Prozessor auf den Ohren, nicht wahr?", frage ich Natalie.

„Schwimmen gehen kann er weder mit Hörgeräten noch mit dem Implantat. Er würde es ablegen müssen und wäre, während er schwimmt, vollkommen taub."

Mir dämmert: Das CI kann für hörgeschädigte Menschen eine große Erleichterung sein. Aber es ist kein Ersatz für das Gehör.

Auch bei Natalie wirkt der Unterricht nach und sie bemerkt etwas ungehalten: „Ich denke, wenn man heute ein gehörloses Kind bekommt, ist es auch nicht einfach. Ich glaube nicht, dass es so ist: Wir machen mal auf das linke Ohr ein CI, dann machen wir auf das rechte Ohr ein CI, dann hört es, und dann lassen wir es einfach babbeln, und dann spricht es irgendwann, und dann kommt es auf eine normale Schule. Nein. Wir haben es eben an David gesehen, der zweimal in der Woche zu diesem intensiven Hörtraining gehen muss: Auch das Hören mit CI muss gelernt werden. Wahrscheinlich ist es heute einfacher geworden, aber es ist keineswegs wie mit einem normal hörenden Kind."

Mit Unbehagen in der Stimme fügt Natalie an: „Das Sprachprogramm von damals, scheint mir, ähnelt dem Hörprogramm heute."

Und trotz Implantat wird es ganz still. Denn spätestens dann, wenn die CI-Prozessoren von den Ohren und die Spulen vom unter der Kopfhaut sitzenden Magneten fortgenommen werden, tönt nichts mehr. Dann wird sie die Stille wieder einholen. Sie kennt das schon. In einer schwarzen Nacht fühlt es sich manchmal an, als sei so der Tod.

Mai 2008
Einschalten des Implantats

Vier Wochen rauschten im Rückblick wie im Flug vorbei. In wenigen Minuten wird Natalies Cochlea-Implantat zum ersten Mal eingeschaltet. Die Verunsicherung steht ihr ins Gesicht geschrieben.

„Haben Sie die OP gut überstanden? Ist die Narbe gut verheilt?", fragt Professor Baumann, nachdem er Natalie begrüßt und in sein Sprechzimmer gebeten hat.

„Sehr gut", antwortet Natalie mit verhaltener Stimme.

„Darf ich mal sehen?" Professor Baumann betrachtet die Narbe hinter Natalies Ohr. „Das sieht sehr gut aus. Nur eine winzige Schwellung dürfte noch da sein."

Er setzt sich hinter seinen Schreibtisch und klärt Natalie über den Verlauf der folgenden Untersuchungen auf. „Zunächst machen wir einen Test, ob das Implantat auch wirklich reagiert. Dann werden wir einen kleinen Strom geben, vielleicht können Sie schon ein bisschen hören. Aber das ist nicht laut, keine Angst."

Professor Baumann nimmt eine Spule vom Tisch, die mit einem Kabel an seinem Computer verbunden ist, tritt erneut neben Natalie, hebt ihr Haar an und nähert sich vorsichtig der Stelle, wo der Magnet unter der Haut platziert ist. Die Spule bleibt tatsächlich darauf haften. Nun kann er prüfen, ob die Elektroden in Natalies Hörschnecke alle funktionieren. Nach ein paar Klicks auf dem Computer äußert er erfreut: „Also, der Kontakt ist schon mal da. Wir können jetzt beruhigt versuchen, die einzelnen Elektroden der Reihe nach zu aktivieren."

Der Professor gibt den ersten Reizstrom.

Natalie lauscht.

Nichts passiert.

Der Professor stellt den Strom ein wenig stärker ein.

„Und jetzt?", fragt er.

„Es pulsiert ein bisschen", antwortet Natalie.

„Gut, und wenn ich noch ein wenig mehr gebe?"

„Jetzt pocht der Kopf", beschreibt Natalie ihre Empfindung. „Sehr wenig zwar, aber es pocht im ganzen Kopf."

Indem der Professor schwache Reizströme auf Natalies Ohr gibt, setzt er nach und nach alle zwölf Elektroden in Gang. Auf dem Tisch vor Natalie liegt eine Karte, die in sieben verschiedene Lautstärkestufen von *Stille* über *angenehm leise* bis *unerträglich laut* unterteilt ist. Natalie soll zeigen, wie laut oder leise sich der jeweilige

Reizstrom für sie anfühlt. Auch ihrer Mimik versucht Professor Baumann die für sie völlig neue Empfindung zu entnehmen. Als Natalie abwehrend das Gesicht verzieht, murmelt er: „Den mag sie nicht."

Mit diesem Test tastet sich Professor Baumann an die Empfindlichkeit von Natalies Hörnerv heran. Danach richtet sich die Einstellung ihres Implantats. Für den Anfang sollen die Töne keinesfalls zu laut bei ihr ankommen.

Bis jetzt war kein einziger Ton zu hören.

Das aber soll sich gleich ändern.

Der Professor setzt an, die Spule seines Computers gegen ein Gerät zu tauschen, das es erlaubt, die Geräusche der Umgebung zu übertragen.

„Ich werde jetzt das Gerät einschalten, aber ganz, ganz leise. Es wird sicherlich nur ein Durcheinander von Tönen zu hören sein. Wir wollen erst einmal sehen, ob es zu einer angenehmen oder zu einer unangenehm lauten Empfindung kommt."

„Okay", erwidert Natalie verhalten.

„Achtung!", warnt Professor Baumann.

„Oh!", ruft Natalie schockiert. Sie weicht auf ihrem Stuhl zurück, als könne sie so dem Sinneseindruck entrinnen, der gerade von ihrem Kopf Besitz nimmt. „Es ist so stark, dass mir schwindelig wird." Sie atmet tief durch. Tränen schießen ihr in die Augen.

Professor Baumann sieht sie mitfühlend an und fragt nach einem kurzen Augenblick: „Ist es immer noch so stark?"

„Es geht. Es ist ziemlich ungewohnt."

„Das war nur der Einschaltmoment", klärt der Professor auf. „Das ist wie ein Schlag, weil der Nerv so viele

Informationen auf einmal bekommt. Nach ein paar Sekunden beruhigt sich das. Das kommt hauptsächlich bei Patienten vor, die taub sind. Andere, die früher gehört haben, registrieren das gar nicht."

„Und jetzt höre ich gar nichts", stellt Natalie fest.

Professor Baumann klatscht in die Hände und guckt Natalie fragend an.

Sie schüttelt den Kopf. „Ich höre nichts, mir wird nur schwindelig."

„Okay, machen wir's mal stärker." Auf dem Computerbildschirm schiebt er einige der Regler, die je einer Elektrode zugeordnet zu sein scheinen, ein wenig nach oben. Dann klatscht er erneut.

Natalie wehrt erschrocken ab. „Es fühlt sich an wie ein Stromschlag,[22] aber nicht wie Töne."

„Wie stark ist es, wenn ich spreche?" Mit Nachdruck lässt Professor Baumann *Baaabaaabaaabaaab* ertönen. „Wie laut ist das? Leise? Mittel? Laut?" Er fordert Natalie auf, ihre Empfindung erneut in die Lautstärkestufen auf der Karte einzuordnen.

Es tönen noch viele *Baaaabaaaab*, *Bubububu*, *Schschschschsch* und *Zzzzzzzzzzz* aus Professor Baumanns Mund, und Natalie zeigt noch viele Male auf die verschiedenen Stufen zwischen „Stille" und „unerträglich laut". Gesprochen sind Baaab, Bubu, Schsch und Zzzzz Laute von unterschiedlicher Tonhöhe und daher geeignet, sich Natalies Empfindung anzunähern. Im Laufe

22 Die elektrischen Reize in der Hörschnecke erzeugen beim CI-Träger individuelle Hörempfindungen, die anders sind als die von Normalhörenden. Der neurologische Mechanismus für die Verarbeitung von akustischen Reizen ist aber so flexibel, dass er sich an die Empfindungen anpasst. Ein intensives, langes Hörtraining ist erforderlich, um die neuen Signale den allmählich wachsenden Hörmustern zuzuordnen.

der kommenden Monate werden zahlreiche Tests und Implantateinstellungen folgen, orientiert an Natalies sich entwickelndem Hörvermögen. Sie wird außerdem zwischen verschiedenen Programmen mit unterschiedlicher Einstellung wählen können.

Die erste Hörerfahrung strapaziert Natalie bis zur Erschöpfung. Es ist ihr anzusehen, dass diese Erfahrung mit ihrer Vorstellung von der Welt der Töne nicht das Geringste zu tun hat.

Verzagt ihr Blick, als sie beschreibt: „Es hört sich überhaupt nicht an wie Töne oder Klänge oder Geräusche, es fühlt sich eher so an, als würde der Kopf mit Stromschlägen versetzt in verschiedenen Bereichen. Es ist sehr räumlich, aber es ist keine Klangwelt, wie ich sie vorher mit Hörgeräten erlebt habe, und auch nicht so, wie ich mir eure Klangwelt vorstelle. Aber man merkt, der Hörnerv macht irgendwie mit und strengt sich an, aber er ist noch ganz, ganz am Anfang und es ist …", sie atmet tief durch, wie jemand, der sich sammelt, um allen Mut für das Kommende zusammenzunehmen, „es ist sehr anstrengend."

Professor Baumann hört Natalie aufmerksam zu und erwidert mit ernster Miene: „Diese Empfindung gleicht noch nicht dem wirklichen Hören. Das Hören müssen Sie erst lernen. Klar, weil Sie das im Gehirn nie aktiviert hatten. Weil Sie von klein auf nicht gelernt haben, dass es so helle Geräusche gibt. Dass es überhaupt Geräusche gibt. Das Gehirn muss nun lernen: Was da als neue Empfindung, als neuer Reiz ankommt, hat etwas mit Hören zu tun. Und das ist in der nächsten Zeit Ihre Aufgabe."

Die ersten Hörtage

Nichts klingt. Kein Wust von Geräuschen. Keine Flut von Lauten. Kein Tonbrei. Nicht mal Krach. Keine Klangwelt, in der einzelne Töne nur noch nicht voneinander zu unterscheiden sind. Stattdessen Sinneseindrücke, als klirrten metallene Gegenstände im Kopf. Das scheußliche Klirren nervt ungeheuer. Aussichtslos der gut gemeinte Rat, nach schönen Tönen zu suchen. Töne finden schlicht nicht statt. Dem Gehirn ist, was da ankommt, vollkommen fremd. Mit nichts vergleichbar und deshalb keinem Areal zuzuordnen. Für das Gehirn existiert Hören nicht. Noch nicht.

„Ich dachte einfach, das Implantat fängt da an, wo das Hörgerät aufhört. Mit dem CI muss ich bei null anfangen, und das hat mich frustriert. Ich habe damit gerechnet, dass es nicht einfach wird. Aber dass ich von null, null, null anfangen muss, das hätte ich nicht gedacht. Und da habe ich am Anfang schon die Wut gekriegt."

Die ersten Hörwochen
1

Ein Ton ist wie die sprichwörtliche Stecknadel im Heuhaufen. Dann, allmählich, sind Töne wie Kräuter auf einer wilden Wiese: Erst nach mühevollem Suchen geben sie sich, einer nach dem anderen, zu erkennen. Jeden einzelnen Ton muss das Gehirn registrieren, speichern, durch Wiederholung abgleichen und identifizieren: Das ist Papierknistern, das ist Stuhlrücken, das ist Geschirrscheppern. So klingt das

Abstellen eines Glases, wenn es auf Holz aufsetzt. Oder auf Plastik. Oder auf Glas. Natalie muss ihrem Gehirn das Hören eines jeden Tons, eines jeden Lauts, eines jeden Klangs, eines jeden Geräuschs beibringen. Und nur selten klingt ein Ton allein.

„Vorgestern Abend war richtig viel los in der Stadt. Fußballfans zogen rufend durch die Straßen, es gab viele hupende Autos, es war so wahnsinnig viel auf einmal. Ich merkte, dass viele Geräusche zusammen richtig Krach machen können. Bei der ersten Implantateinstellung war ja das Problem: Es kam nichts, gar nichts - nur Stromschläge, aber kein Krach. Vorgestern war das so ein starker Lärm, so viel auf einmal, da musste ich das CI ausmachen."

2

Ist, was sie zu hören meint, der Wind? Das Plätschern von Brunnenwasser? Das Rauschen des Verkehrs? Das Brummen eines Flugzeugs? Oder überlagern sich einige der Geräusche sogar? Manchmal brummt ihr der Schädel von der Anstrengung, die vielen, verschiedenen Töne zu erlauschen. Und auch dieses Brummen verwechselt sie schon mal mit einem Ton. Erschwerend kommt hinzu, dass die Einstellung des Implantats nach und nach ihrem Hörempfinden angepasst wird. Dann, nach einer neuen Einstellung, klingen die Geräusche anders als zuvor.

„Vorhin habe ich mich an einen Brunnen gesetzt und konnte erst einmal gar nichts hören. Der Brunnen machte ein so gleichförmiges Geräusch. Er hatte keinen Rhythmus, keine wirkliche Charakteristik. Aber als ich die verschiedenen Programme, die im CI gespeichert sind, ausprobiert habe, merkte ich: Ah! Ein Rieseln! Gerade gestern hat nämlich Professor Baumann bei einer weiteren Einstellung des Implantats die hohen Töne angehoben. Daran bin ich noch nicht gewöhnt. Mit dem alten Programm, das eher die tieferen Töne zulässt, konnte ich dieses konstante Geräusch besser hören. Und damit erst merkte ich: Oh, das muss rieselndes Wasser sein. Anschließend schaltete ich wieder auf das neue Programm, mein Gehirn registrierte die Veränderung des Höreindrucks vom rieselnden Wasser und speicherte dann auch diesen neuen Höreindruck ab."

3

„Weil alle gesagt haben, Füße auf Kies knirschen so schön, habe ich neulich versucht, meine Schritte beim Joggen zu genießen. Aber ich fand das ziemlich unspektakulär, was mich schon etwas frustrierte. Die Töne, die ich entdecke, sind meistens nicht wirklich schön. Es ist so: Aha, das ist *der* Ton. Es ist nicht: Ahhhh! Das ist aber ein *schöner* Ton! Ein schöner Ton kommt eher selten vor."

„Welcher Ton ist ein schöner Ton?"

„Wenn ich Musik höre, ist es mit CI schöner als zuvor."

4

„Abends bin ich völlig erledigt. Hören ist sehr anstrengend. Und wenn ich dann das CI ausmache, ist es wirklich wie ein Seufzer. Das ist wunderschön, dann entspanne ich mich und kann die Stille sogar genießen."

Juni 2008
Hören lernen

Einen Monat nach dem Einschalten: Im Cochlear Implant Centrum in Friedberg sitzen Natalie und Barbara Bumann, Natalies neue Hörtrainerin, über Eck an einem kleinen Kunststofftisch in Holzoptik und besprechen die vor ihnen liegende, dritte gemeinsame Stunde. Barbara Bumann, deren kurzes Stachelhaar rot leuchtet, lächelt aufmunternd. „Ich würde nun mit den Vokalen anfangen, da das die schwierigste Übung ist. Jetzt sind Sie noch entspannt und aufmerksam. Das Leichtere kommt später dran."

Natalie nickt, während ihr Blick auf den Lippen der Hörpädagogin haftet.

„Möchten Sie die Vokale vorher noch mal hören?"

Natalie nickt erneut. „A, E, O, oder?"

„Genau. Drei Vokale. Das reicht für den Anfang. A. E. O." Frau Bumann spricht jeden Vokal klar und auf den Punkt. „Gut. Bereit?"

Wieder nickt Natalie, löst ihren Blick vom Mund ihrer Lehrerin, neigt den Kopf ein wenig nach vorn und schließt die Augen.

Barbara Bumann spricht nah an Natalies Ohr.

Barbara Bumann:	„E."
Natalie:	„Noch mal, bitte."
Barbara Bumann:	„E."
Natalie:	„Noch einmal."
Barbara Bumann:	„E."
Natalie:	„O."
Barbara Bumann:	„Nein."

Natalie:	„Es war E, nicht?“
Barbara Bumann:	„Ja, es war E.“

„O und E klingen sehr ähnlich“, ergänzt die Trainerin mitfühlend. Natalie schaut sie aufmerksam an, ehe sie wieder den Kopf senkt und die Augen schließt.

Barbara Bumann:	„A.“
Natalie:	„Noch einmal.“
Barbara Bumann:	„A.“
Natalie:	„A.“
Barbara Bumann:	„Sehr gut!“
Natalie:	„Sehr gut.“
Barbara Bumann:	„O.“
Natalie:	„E.“
Barbara Bumann:	„Nein.“

Natalie blickt kurz auf. „Nein?“

Barbara Bumann schüttelt den Kopf.

„Es war O?“, fragt Natalie mit etwas resignierter Miene.

„Ja, es war O.“

Barbara Bumann wartet, bis Natalie wieder ihre konzentrierte Haltung eingenommen hat.

Barbara Bumann:	„Schsch.“
Natalie:	„Das war doch … – noch einmal, bitte.“
Barbara Bumann:	„Sch.“
Natalie:	„Sch?“
Barbara Bumann:	„Sehr gut!“
Natalie:	„Sehr gut.“

Barbara Bumann: „Sssssssss."
Natalie: „Das war ein scharfes *Sss.*"
Barbara Bumann: „Richtig!"
Natalie: „Richtig."

Die Hörtrainerin tippt leicht mit der Hand an Natalies Arm, vergewissert sich, dass Natalie ihr ins Gesicht blickt, und erläutert dann: „Sie sagten, es wurde wieder ein neues Programm eingestellt. Offenbar sind die hohen Töne angehoben worden, und sie können jetzt die Zischlaute besser verstehen. Aber dafür sind die tiefen Töne etwas verloren gegangen. O und E sind eher im Tieftonbereich, und jetzt haben wir dafür ein bisschen zu wenig."

Barbara Bumann wechselt zu einer anderen Übung. Sie möchte Natalies Frustrationstoleranz nicht überstrapazieren.

Sie pfeift.

„War das Pfeifen?", fragt Natalie.

„Das war Pfeifen", antwortet Frau Bumann.

Sie hustet. Sie klopft. Sie spricht. Sie gähnt.

Natalie erkennt alle Geräusche, nur beim Gähnen ist sie irritiert. „War das ein Körpergeräusch?"

„Ja, sehr gut. Das war Gähnen. Nicht leicht zu hören, weil es etwas dumpf klingt."

Die nächste Lektion handelt von Zahlen. Natalie macht sich bereit zu lauschen, die Trainerin spricht wieder nah an ihrem Ohr.

Barbara Bumann: „Sechs."
Natalie: „Sechs."
Barbara Bumann: „Acht."

Natalie:	„Acht."
Barbara Bumann:	„Achtundachtzig."
Natalie:	„Achtundachtzig."
Barbara Bumann:	„Fünfhundertdreiundsechzig."
Natalie:	„Fünfhundertdreiundsechzig."
Barbara Bumann:	„Acht plus sechs."
Natalie:	„Eine Uhrzeit?"
Barbara Bumann:	„So ähnlich."

Natalie versteht nicht, schaut Frau Bumann ins Gesicht. Die wiederholt lächelnd: „So ähnlich."

„Ah, plus!", errät Natalie, wendet den Kopf wieder ab und sagt klar und deutlich: „Acht plus sechs."

So geht es in einem fort. Nach Zahlen, Rechenaufgaben und Uhrzeiten folgen Wörter. Solche, die auf Schokoladenriegeln geschrieben stehen, die Barbara Bumann lose auf dem Tisch verteilt. Nuss. Kaffeesahne. Marzipan. Mandelmilch. Herbe Sahne. Praline. Die Trainerin gibt Natalie auf diese Weise Orientierung, welche neuen Wörter sie gleich in ihre Übung einbaut. Mit geschlossenen Augen spricht Natalie fast alles fehlerfrei nach. Schwierigkeiten bereiten ihr hin und wieder die unterschiedlichen Begriffe, mit denen Barbara Bumann die Richtigkeit ihrer Antworten bekräftigt. Auf ein von Natalie nachgesprochenes Wort entgegnet sie: „Okay!", Natalie aber versteht „super".

Barbara Bumann:	„Nein, okay."
Natalie:	„Ja, super?"
Barbara Bumann:	„Nein, okay."
Natalie blickt auf:	„Ah, okay."
Barbara Bumann:	„Ja, okay."

Natalie seufzt. „Es ist sehr schwer für mich, nicht mehr zu raten, sondern zu hören. Vorher, beim Lippenlesen, musste ich kombinieren und zugleich raten. Dem Gehirn beizubringen, dass es jetzt hören soll, aber nicht mehr raten, ist sehr mühsam."

„Sie machen das aber schon sehr gut", sagt Barbara Bumann. „Sie tragen das Implantat ja erst seit einem Monat."

Bei einer der letzten Lektionen kombiniert die Trainerin die Schokoladensorten mit den Farben des Papiers, in die sie gewickelt sind, um das Erlauschen von Sätzen zu üben. Mandelmilch ist rot. Nuss ist grün. Kaffeesahne ist braun. Herbe Sahne ist schwarz. Zur Entspannung gibt jetzt Natalie den Satz vor und Frau Bumann muss ihn wiederholen. Dabei vertauscht die Trainerin hin und wieder einfach die Farben.

Natalie:	„Nuss ist grün."
Barbara Bumann:	„Nuss ist grün."
Natalie:	„Sehr gut. Mandelmilch ist rot."
Barbara Bumann:	„Mandelmilch ist *blau*."
Natalie:	„Richtig."
Barbara Bumann:	„Nein. Mandelmilch ist nicht *blau*. Mandelmilch ist rot."

Natalie soll den Fehler bemerken, was ihr nicht immer gelingt. Sie hat zu wenig Routine, hört manchmal, was jetzt eigentlich gesagt werden müsste, nicht aber, was tatsächlich gesprochen wird.

„Das müssen wir noch üben", stellt Barbara Bumann freundlich, aber bestimmt fest. „Sie müssen das Fenster zum Hören noch weiter öffnen, damit alles zu

Ihnen durchdringt." Sie lehnt sich ein wenig zurück, und ihre Körperhaltung verrät, dass sie nun eine Zäsur setzt.

„So, und jetzt machen wir etwas ganz anderes." Sie greift nach einer Gitarre, die an der Wand steht, legt sie auf ihren Schoß und bringt ihre Hände in Position. „Bei dieser Übung geht es nur darum, die hohen und die tiefen Töne zu unterscheiden."

Natalie senkt erneut den Kopf und versucht zu hören. Barbara Bumann zupft die Gitarre.

Hoch, hoch, tief.
Tief, hoch, tief.
Hoch, hoch, hoch.
Hoch, tief, tief.
Tief, tief, hoch.

Natalies Gesicht spricht Bände. Es kam, wie sie befürchtet hatte: Die Anstrengung, das Hören zu üben, ist vergleichbar mit den Mühen, das Sprechen zu lernen. Und das neue Hören verunsichert. Deshalb trägt sie im Alltag zwar auf dem linken Ohr das CI. Auf das rechte Ohr aber setzt sie noch immer ihr altes Hörgerät.

Musik im Kopf

Der Saal ist ein hölzerner Klangkörper. Etwa hundert Musiker nehmen mit ihren Instrumenten Platz vor leeren Stuhlreihen. Geigen, Celli, Trompeten, Hörner, Klarinetten, Flöten, Oboen, Trommel, Pauke, Harfe, Triangel und ein Gong. Die Probe beginnt, das Sinfonieorchester des Hessischen Rundfunks spielt einen Satz von Gustav Mahlers 9. Sinfonie. Erstmals lauscht Natalie einem Konzert mit ihrem Cochlea-Implantat. Außerdem erlauben ihr die Musiker, über die Bühne und durch ihre Reihen zu gehen, um die Instrumente während des Spiels zu berühren.

Die Musik zieht in Bann, streichelt, rührt an vergessenen Wunden, treibt Tränen in die Augen, reißt mit und trägt in ferne Sphären. Auch Natalie ist sichtlich bewegt. Kindheitserinnerungen werden wach. Ihr Onkel, der Bruder ihres Vaters, zu dem sie ein sehr inniges Verhältnis hatte, war Anfang der 1980er Jahre Intendant des Berliner Philharmonischen Orchesters. Er nahm das taube Kind in den Konzertsaal mit, und beim jeweiligen Einsatz der Instrumente konnte sie von seinen flüsternden Lippen lesen: Das ist die Pauke. Die Streicher setzen ein. Jetzt kommen die Hörner. Die Celli. Und die Harfe.

Auch der Onkel war einige Jahre später an Krebs gestorben.

Natalie lauscht aus verschiedenen Positionen des Konzertsaals, mal nur mit Hörgerät, mal nur mit CI, mal mit beiden Geräten zusammen. Nachdem der Satz geendet hat, kommentiert sie überwältigt: „Die Töne berühren den Menschen überall. Beinduckend, wie die Musik sphärisch in das Gehirn eindringt."

In der Pause geht sie zu verschiedenen Instrumenten. Der Paukist fragt, ob sie ein wenig fühlen möchte. Natalie legt die Hände an die Pauke, und er lässt einen Trommelwirbel ertönen.

„Das war auch in der Sinfonie drin?", möchte sie wissen.

„Ja, das kam auch in der Sinfonie vor."

„Welchem Geräusch kommt es am nächsten? Dem Donner?“

„Genau“, antwortet der Paukist. „Es ist dem Donner sehr ähnlich.“

Natalie berührt die Harfe und spürt ein Rieseln, sie horcht nach den durchdringend hohen Tönen der Triangel, und es flimmert ihr in den Ohren, sie legt die Finger auf die Geige des ersten Geigers, und der Ton zieht durch die Fingerspitzen in die Glieder.

Sie berichtet dem Geiger von ihrem Erlebnis in Venedig, erzählt ihm von jenem Violinisten, der sie das äußerste Ende des Stegs seiner Violine zwischen die Zähne hatte nehmen lassen.

„Das ist aber sehr interessant, das können wir ja gleich probieren“, erwidert der Geiger. Er hält die hölzerne Schnecke seiner Geige vor Natalies Mund, die das äußerste Ende vorsichtig zwischen die Zähne legt. Dann entlockt er seinem Instrument ein schlichtes, wehmütiges Schlaflied.

Nachdem das Lied verklungen ist, bemerkt Natalie: „Das ist schon ganz schön. Aber es gibt noch tiefere Töne, die hohen Töne kommen nicht ganz so gut an.“

„Ja, die hohen Töne haben schnelle Frequenzen“, antwortet der erste Geiger. „Wenn Sie also noch einmal zubeißen würden …“

Natalie nimmt das Holz erneut zwischen die Zähne. Mit seinem Bogen ruft der Geiger sonore, lang gestreckte Töne hervor und erzeugt zugleich ein Vibrato durch leichtes Hin- und Herrollen des greifenden Fingers.

Schon während des Spiels beginnen Natalies Augen zu leuchten. Als es endet, ruft sie aus: „Ja! Als würde es direkt über den Zahnnerv ins Gehirn gelangen. Und es hat eine Schwingung mit einer Resonanz, die sehr lange anhält. Das ist einfach wunderschön!"

Die Pause ist vorbei, und Natalie und das ganze Filmteam erlauschen und erfühlen berauscht einen weiteren Satz von Mahlers Sinfonie. Natalie hört jetzt nur mit CI.

Juli 2008
Hubschrauber versus Rollkoffer

Die Sonne funkelt zwischen Blättern und wärmt den Tag. Im weitläufigen Park unter stattlichen Bäumen sitzen Natalie und ihre jüngste Schwester Alicia im Café an Tisch und Stühlen aus weißem, praktisch zu stapelndem Plastik. Natalie gestikuliert, während sie spricht, ihre Armreifen klappern. Alicia nimmt einen Schluck von ihrer Apfelsaftschorle, stellt ihr Glas zurück auf den Tisch, ein dumpfer Schlag tönt und Eiswürfel klackern. Ab und zu knirschen die Füße vorbeilaufender Jogger auf dem Kies.

Nicht nur Natalie selbst, auch ihre Familie, Johannes und ihr ganzes Umfeld müssen sich auf Natalies neue Wahrnehmungsrealität einstellen, mitsamt den damit einhergehenden Irritationen.

Alicias Mimik verrät, wie sensibel das Thema noch immer ist. „Weil wir ja alle für das CI waren, dachten wir anfangs: Oje, was haben wir ihr bloß angetan? Nicht im Geringsten sind ihre Vorstellungen vom Hören erfüllt worden. Und jetzt, wenn ich mit ihr im Auto durch die Stadt fahre, reagiert sie plötzlich empfindlich auf so viele Geräusche. Auch solche, die vorher nicht laut genug sein konnten. Sonst haben die Boxen der Musikanlage gedröhnt, jetzt bittet sie, die Musik leise zu drehen. Heute mussten wir an einer Ampel anhalten, neben uns bohrte ein Bauarbeiter in den Stein, und es tat ihr in den Ohren weh. Das ist ganz ungewohnt, sie so zu erleben. Mein Eindruck ist, sie muss jetzt ganz allmählich reinkommen in die Welt des Hörens."

„Ja, das war sehr laut, diese Bohrmaschine", erwidert Natalie, die mit ihren Händen die Intensität des Lärms in die Luft malt und wieder Armreifen aneinander klappern lässt. „Ich habe trotzdem versucht, hinzuhören. Und in diesem Moment dachte ich: Wenn man sich öffnet, wird es erträglich."

Nach zwei Monaten Hörerfahrung wiegen kleine Erfolge allmählich schwerer als die Enttäuschung, bei null anfangen zu müssen. Nach und nach schälen sich aus dem Wust der alltäglichen Klangwelt einzelne Laute und Geräusche heraus.

Deutlicher hören kann Natalie jetzt Zischlaute: *Zzzz, Ssss,* und *Schschsch.* Recht gut verstehen kann sie bereits mehrsilbige Wörter wie *grundsätzlich* oder *Rinderwahnsinn,* deren Klangmelodie das Abspeichern und Wiedererkennen erleichtert. Einsilbige Wörter hingegen, wie *Laub* oder *kaum,* sind viel schwieriger zu erfassen. Auch außergewöhnlich klingende Buchstaben wie das *Rrrr* oder besonders auffällige Geräusche kann sie erkennen. Manchmal jedoch ähneln Laute einander so sehr, dass es zu Verwechslungen kommt.

„Neulich war ich hier im Park, und auf einmal hörte ich so ein ratterndes Geräusch, da dachte ich mir, das ist bestimmt ein Hubschrauber. Ich guckte hoch und sah, es war ein Hubschrauber. Einen Tag später saß ich mit Johannes auf dem Balkon, da kam das Geräusch wieder. Ganz stolz sagte ich zu ihm: Ha, jetzt kommt der Hubschrauber! Und er antwortete: Nee, nee, das ist kein Hubschrauber, das ist ein Rollkoffer auf dem Bürgersteig. Das hört sich sehr ähnlich an." Belustigt schüttelt Natalie den Kopf über ihren Irrtum.

„Das wird sicherlich noch häufiger vorkommen", bemerkt Alicia trocken.

Natalie hat hohe Erwartungen an sich selbst. Aufreibend aber ist auch die Erwartungshaltung der anderen.

Hörst du die Amsel? Erkennst du das Geräusch knisternden Papiers? Verstehst du diesen oder jenen Satz? Kannst du schon einem Gespräch folgen, ohne Lippen zu lesen? Was hörst du überhaupt? Hin und wieder scheint zwischen den Zeilen mitzuschwingen: Na, jetzt müsste sich doch allmählich die Welt des Hörens erschließen.

Für manchen, der Natalie nahe steht, mag es schwer zu ertragen sein, dass sie sich wieder so sehr anstrengen muss. Doch das Jammern darüber nutzt ebenso wenig wie betretenes Mitleiden. Eher schon helfen Zuversicht und Geduld.

November 2009
Hör-Buch

„Wolfgang! Bitte komm mal! Fällt dir noch was ein?" Christels Mann Wolfgang eilt ins Arbeitszimmer, wo seine Frau brütend über der Tastatur ihres Computers sitzt. Auf dem Bildschirm ist eine Liste zu sehen, einzelne Wörter, eines unter dem anderen.

Deine	Tisch	Glas	heute
Meine	frisch	Maß	Leute
Seine	Fisch	Fraß	Meute
Keine	Fleisch	Gras	Beute
Scheine	fischen	Gas	Geläute
Weine	auftischen	Spaß	Häute
Leine	erwischen		Bräute
Reine	zerschlissen		
Nein	mischen		
Wein	entwischen		

„Und?“, fragt Christel, „noch eine Idee?“

„Hm“, brummt Wolfgang und überlegt. Nach einer Weile fällt ihm ein: „*Eine*, *kleine*. Und *Ei*.“

„Gut!“ Christel ergänzt die Liste.

Nach weiteren Momenten des Nachdenkens äußert Wolfgang: „*Eines* und *meines*. Auch *keines*.“

Christel notiert die Wörter.

„Und *wischen*“, sagt er.

Christel schreibt. Auch die zweite Wortsäule wird länger.

Christel und Wolfgang haben sich entschlossen, Natalie beim Hörenlernen zu unterstützen. Seit knapp drei Monaten bereiten sie einmal in der Woche eine Unterrichtsstunde vor, indem sie ähnlich klingende Wörter herauspicken, die dann in verschiedenen Lektionen vorkommen. Spätestens wenn Natalie an der Tür klingelt, ist eine neue Seite des allmählich wachsenden Übungshefts zum Hörenlernen geschrieben worden.

Heute ist Natalies Blick zu entnehmen, dass sie wenig Lust auf den Unterricht hat. Doch die freudige Begrüßung Christels muntert sie auf. Von den ihr vertrauten und so geduldigen Menschen unterrichtet zu werden, erleichtert es Natalie, sich immer aufs Neue zu motivieren.

Erst nach einem kurzen Gespräch über die Vorkommnisse der vergangenen Woche beginnt die Sitzung. Der Ballast soll raus aus dem Kopf, damit Platz ist für die neuen Wörter.

Die erste halbe Stunde bestreitet Christel. Die nagelneue Heftseite hat sie für sich selbst und für Natalie ausgedruckt. Natalie soll sehen, welche Wörter sie heute erlauschen wird. Ihr Blick schweift über das Blatt, dann legt sie es zur Seite, senkt den Kopf und schließt die Augen.

„Meine." Ohne die Reihenfolge auf dem Blatt zu beachten, artikuliert Christel klar und deutlich den ersten Begriff. Sie weiß, dass sich Natalie die Abfolge der Wörter leicht merken und im Geiste ablesen könnte.

Natalie ist nicht sicher, ob sie Meine oder Deine hört. Es ist schwer für sie, die Konsonanten am Anfang der Wörter zu unterscheiden. *M*eine, *D*eine und *K*eine klingen sehr ähnlich, und genau diese Feinheiten sind es, die sie immer wieder üben muß. Jedes einzelne Wort versucht sie zu hören und spricht dann nach, was sie zu verstehen meint.

Christel: „*M*eine."
Natalie: „*D*eine?"
Christel: „Nein. *M*eine."
Natalie: „*M*eine?"
Christel: „Ja, gut! *M*eine."
Natalie: „Ja, gut. *M*eine."

Entspannt wiederholt Christel das jeweilige Wort so lange, bis Natalie den richtigen Begriff erfasst hat. Auf diese Weise erlauscht sie sich die Wortmelodie und verinnerlicht durch das Nachsprechen den Wortsinn dessen, was sie hört. Im Gehirn können jetzt Schriftbild, Wortbedeutung und Wortklang zusammenkommen.

Der Vorgang erinnert an trockenes Vokabellernen.

Da Natalie nie gehört hat, muss sie tatsächlich jeden Vokal, jeden Konsonanten, jeden Umlaut und jedes einzelne Wort hören, damit es im Gehirn abgespeichert wird. Nur auf diese Weise kann ein Wortschatz des Hörens entstehen. Die Vorstellung, es müsste sich bei Natalie nach einer gewissen Zeit ganz von alleine ein Hörverständnis für alle Wörter ihres ja bereits vorhandenen Sprachschatzes einstellen, ist eine Illusion. Genauso wenig real, wie man beim Erlernen einer Fremdsprache ohne Vokabellernen auskommt.

Christels Listen voller Wörter und Sätze werden sich deshalb über die kommenden Jahre zu einem stattlichen Hör-Buch ausweiten.

Für die Lektion, auf ganze Sätze zu horchen, ist Wolfgang zuständig. Auch deshalb, weil Natalie dem Klang unterschiedlicher Stimmen lauschen soll. Aber weitergeübt wird erst nach dem Essen. Gewöhnlich kocht Wolfgang, während Christel und Natalie üben.[23] Nach einer halben Stunde unterbrechen sie das Hörtraining, alle setzen sich um den runden Esstisch und speisen, heute köstlich duftendes Huhn mit Paprika und Reis.

23 Noch bleibt die Tür des Raums, in dem unterrichtet wird, geschlossen, damit die Geräusche, die aus der Küche dringen, Natalies Aufmerksamkeit nicht ablenken. In einigen Monaten aber wird die Tür absichtlich offenstehen, damit Natalie sich allmählich an Störgeräusche gewöhnt, während sie auf die Wörter und Sätze lauscht.

Dann erst beginnt Wolfgang damit, Sätze zu bilden, und benutzt dafür vornehmlich die Wörter, die auf der Liste stehen, aber auch solche, die Natalie in den vergangenen Monaten bereits geübt hat. Natalie senkt den Blick.

Wolfgang: „Deine Leine liegt auf dem Tisch."
Natalie: „Deine – was? liegt auf dem Tisch?"
Wolfgang: „Deine Leine liegt auf dem Tisch."
Natalie: „Noch einmal, bitte."
Wolfgang: „Deine Leine liegt auf dem Tisch."
Natalie: „Wie?"

Natalie schaut auf und hält sich mit den Augen an Wolfgangs Lippen fest.

Wolfgang: „Deine Leine."
Natalie: „Ach, deine Leine."

Wolfgang kreiert Satz für Satz, manchmal mit eigenwilliger Satzstellung. Auch die Inhalte sind selten alltäglich. Er möchte Natalies Kombinationsgabe austricksen. Sie soll hören und gar nicht erst in Versuchung kommen, zu raten. Das klingt dann manchmal so:

„Die Meute erwischt die kleinen Leute mit der Beute."

„Bräute fischen kleine Fische, um sie später aufzutischen."

„Für die Meute zum Fraß mischt einer Fleisch mit frischem Gras."

„Zerschlissene Häute sind nichts für Bräute."

„Nein, kein Wein für meine Leute heute, lieber ein Maß im Glas."

„Ein Fisch wischt den Tisch mit dem Gras und hat Spaß.“

„Das Ei fraß das Glas und entwischte im Gras.“

Und so fort.

Am Ende der Stunde, nachdem Christel noch einen aktuellen Zeitungsartikel vorgelesen und Natalie den Inhalt mit eigenen Worten wiedergeben hat, könnte Wolfgang gesagt haben:

Das war‘s für heute,
liebe Leute,
nur mit Maß
macht‘s Spaß.

Januar 2010
Das neue Hören im Alltag

„Ist das die Höhe des Estrichs?“ Der junge Mann in Arbeitshosen, die einmal weiß waren, hält Natalie den Plan unter die Nase. „Zwei Meter zweiundfünfzig?“, ruft er durch eine Lärmcollage aus Hämmern, Bohren, Sägen und Klopfen.

Natalie zieht ein „Neee“ in die Länge, während sie mit den Augen den Plan absucht. „Nee, Oberkante Fliese.“

„Ah, also zwei Meter vierundfünfzig“, korrigiert sich der junge Mann lautstark, um durch den Lärm zu dringen.

„Genau, zwei Meter vierundfünfzig“, bestätigt Natalie ebenso kraftvoll.

Mehr zu verstehen, gibt Natalie mehr Selbstvertrauen, ihre beruflichen Wünsche zu verwirklichen. Etwa anderthalb Jahre nach der Operation hat sie es gewagt, nicht nur die Planung, sondern auch die Bauleitung einer Altbausanierung zu übernehmen. Jeden Tag besucht sie seither die Baustelle, kontrolliert den Fortschritt der Arbeiten und ist vor Ort für die Handwerker ansprechbar.

Ich frage mich, wie sie das bei diesem Krach aushält und bin überrascht, wie entspannt sie wirkt.

„Also, gestern musste ich einmal kurz das CI abziehen“, sagt Natalie lachend. „Da haben die mit dem Bohrer gegen Holz und Metall gebohrt, und es war so laut, dass mir kurz schwindelig wurde. Das Komische ist, wenn ich das CI dann abziehe, ist es so still, dass mir auch irgendwie schwindelig wird. Aber jetzt geht es.“

In der großzügigen Altbauwohnung, die später über zwei Etagen bewohnt werden soll, arbeiten acht bis zehn Handwerker. Die Treppen- und Fensterbauer, der Steinmetz, der Elektriker und der Fliesenleger, einige werden von Gehilfen unterstützt.

Natalie redet mit diesem und jenem, ab und zu sieht sie auf ihren Plan, während ihr Gegenüber spricht, dann schaut sie wieder auf dessen Lippen. Besonders gut versteht sie Zahlen, versichert sich dennoch immer wieder des Gehörten, indem sie wiederholt, was sie zu verstehen meinte. Missverständnisse kann sie sich nicht erlauben. „Es ist schon so, dass ich mittlerweile sehr viel über das Ohr aufnehme. Aber das Visuelle ist immer ein Halt, eine Hilfe.“

Eine Situation zeigt deutlich, wo Natalie an die Grenzen des Hörens stößt. Sie bittet einen der älteren Handwerker, für sie zu telefonieren, um einen Ortstermin auf der Baustelle zu bestätigen.

„Klar, kann ich machen“, erwidert dieser mit freundlichem Augenzwinkern und nimmt Natalies Mobiltelefon entgegen, nachdem sie die Nummer eingetippt und auf *wählen* gedrückt hat.

„Guten Tag, ich rufe im Auftrag der Architektin von der Baustelle in der Löbigstraße[24] an", klärt er auf, als der Teilnehmer am Apparat ist. „Möchte fragen, ob das heute Mittag von Ihrer Seite aus klappt. Sie wollten ja wegen der Balkonbrüstung vorbeikommen." Der Handwerker schweigt einen Moment, während er die Antwort abwartet. Den Blick auf Natalie gerichtet, erwidert er nickend: „Gut, dann erwartet sie Sie um eins. Vielen Dank."

Während der freundliche Handwerker Natalie das Telefon zurückgibt, frage ich, ob er je zuvor mit einem gehörlosen Menschen gearbeitet hat.

„Nein", sagt er, „aber das ist für mich überhaupt kein Problem. Habe mich schnell daran gewöhnt, Blickkontakt zu halten oder auch, wie eben, mal für Frau Girth zu telefonieren." Er wendet sich Natalie zu, die neugierig seinen Worten folgt. Dann hält er inne, und sein Gesicht nimmt einen etwas gequälten Ausdruck an. „Aber mühsam ist das SMS-Schreiben, weil ich Sie ja nicht anrufen kann. Das Simsen habe ich nämlich hier erst richtig lernen müssen. Vorher habe ich vielleicht drei SMS in meinem ganzen Leben geschrieben und jetzt bestimmt zwanzig in vierzehn Tagen." Es entwischt ihm ein Lächeln, dann aber fährt er mit ernster Miene fort: „Leider hat das Telefon so kleine Tasten, und man kann die Buchstaben kaum erkennen. Wenn man älter ist, haut das mit dem Sehen nicht mehr so hin, dann muss man erst die Brille aufziehen, damit man diese Buchstaben irgendwie zu-

24 Straßenname geändert.

sammenkriegt. Naja, aber auch daran gewöhnt man sich."

Der hilfsbereite Herr geht wieder an seine Arbeit. Als er den Raum verlassen hat, ergänzt Natalie: „Es ist in der Tat so, dass die Handwerker gewieft mit E-Mail- und SMS-Schreiben sein müssen. Wenn ein Handwerker mir sagt, nein, ich kann keine E-Mail schreiben, ich habe auch kein Handy, mit dem ich SMS schreibe, dann funktioniert eine Zusammenarbeit einfach nicht. Wie könnte ich sonst Termine abstimmen? Das war eine der Voraussetzungen: Die Handwerker müssen in der Lage sein, E-Mails und SMS zu lesen und zu schreiben."

Über unseren Köpfen schlägt der Baulärm zusammen, wie sich Meeresbrandung über Felsen ergießt. Seit fast einer Stunde wandern wir durch die Räume und Stockwerke, sammeln Bilder und Töne von der Fülle der Handwerksgeräusche. Sehnsucht nach Stille macht sich breit. In einen Raum hat sich Natalie zurückgezogen. Dort klopft und hämmert niemand, sie steht allein am Fenster und tippt in ihr Mobiltelefon. Ihr linkes Ohr ist das uns abgewandte. Ich rufe, sie reagiert nicht. Ich frage mich, ob sie das CI abgezogen hat. Oder ist sie so konzentriert, dass mein Rufen im Baugetöse untergeht? Ich stelle mir in letzter Zeit häufiger die Frage: Hat mich Natalie nun verstanden oder nicht? Früher war klar: Schaut sie mich nicht an, bekommt sie auch nicht mit, was ich sage. Sieht sie heute woanders hin, bedarf es einer Reaktion ihrerseits, um sicher zu sein, dass sie vernommen hat, was gesprochen wurde. Bleibt die Antwort aus, bin ich verunsichert: Was hört sie, und was entgeht ihr?

März 2010
Hören in Prozent

Durch Tür und Wände dringt kein Laut. Zwischen den schallisolierten Wänden ist Natalie einmal mehr aufgefordert, zu wiederholen, was genau sie hört und versteht. Nichts darf ablenken von den Tests, die über ihr Hörvermögen nach zwei Jahren Hörerfahrung aufklären sollen. Über Lautsprecher sind zuerst unterschiedlich laute Töne zu vernehmen, die Natalie von *leise* bis *unerträglich laut* einordnen soll. Dann ertönen Zahlen. Anschließend einsilbige Wörter. Danach ganze Sätze. Zuletzt Wörter und Sätze, während gleichzeitig Störgeräusche immer lauter brummen. Und kein Mundbild gibt Orientierung. Jede Antwort Natalies wird registriert und am Ende auf einigen Blättern Papier zu einem Gesamtbild des aktuellen Stands ihres Hörvermögens zusammengeführt. Für dessen Erläuterung bittet Professor Baumann zum Gespräch in sein Büro. Seine Lippenbewegungen geben Halt, Natalie ist erschöpft von der pausenlosen Konzentration.

Der Professor lässt noch einmal einen Blick über die mit Koordinatenkreuzen und Tabellen bedruckten Blätter schweifen und blickt Natalie dann offen ins Gesicht: „So, hier haben wir die Ergebnisse, und wir müssen bedenken, Sie hören wieder mit einem neuen Programm. Darin sind Sie noch nicht so geübt und müssen sich erst einhören. Trotzdem haben Sie fast hundert Prozent der Zahlen verstanden. Und Sie haben jetzt auch schon fast ein Viertel der ganz schwierigen, einsilbigen Wörter verstanden. Das ist schon ein großer Fortschritt gegenüber den vorherigen Tests. Da haben Sie ja nur ein, zwei Wörter verstehen können. Und was mich ganz besonders freut: Sie verstehen jetzt erstmals auch Wörter, während Störgeräusche zu hören sind. Das ist schon eine Leistung, denn immerhin: Sie sind ja taub! Und Sie haben nur ein Ohr!"

Professor Baumann hält inne und bildet für einen Augenblick mit seinen Händen halbmondförmige Trichter hinter seinen Ohren. „Es ist ja so, dass das beidohrige Hören hilft, zu orten, wo ein Schall, ein Geräusch herkommt. Und auch bei Störgeräuschen verhilft das Zusammenwirken der beiden Ohren zu einem deutlich besseren Verständnis. Wenn man nur ein Ohr zur Verfügung hat, wird man immer Schwierigkeiten haben, im Störgeräusch zu verstehen."

Natalie, deren Blick nicht von des Professors Lippen weicht, fragt mit verhaltenem Tonfall: „Eigentlich möchte ich ja kein zweites CI. Aber würde es denn etwas bringen, wäre das andere Ohr auch implantiert?"

„Das ist schwer zu sagen", erwidert der Professor nachdenklich. „Bei Ihnen hat es dreißig Jahre lang keine Höranregung gegeben. Diese komplizierten Abläufe des Richtungshörens, der Schallverarbeitung haben sich in Ihrem Gehirn bisher nicht entwickelt. Und deswegen ist es bei Ihnen auch nicht vorauszusehen, was passiert, würde man die zweite Seite aktivieren. Hätte es insgesamt einen positiven Effekt? Sodass Sie auch im Störgeräusch besser verstehen? Ich vermute eher, dass es einfach ein zweites Ohr wäre, über das Sie mit ausgiebigem Hörtraining dann ebenso Sprache verstehen würden wie mit dem ersten Ohr. Doch es erscheint mir unwahrscheinlich, dass Sie darüber hinaus noch lernen können, Richtungen herauszuhören. Aber da es bislang kaum Fälle wie den Ihren gibt, kann ich es auch nicht ausschließen."

Natalie nickt und lässt sich müde gegen die Lehne ihres Stuhls sinken. Gleichzeitig beugt sich, wie choreografiert, der Professor so weit als möglich zu Natalie vor, als könne er damit ein wenig von ihrer schwindenden Aufmerksamkeit einfangen. „Es ist natürlich klar, dass sich dreißig Jahre fehlende Hörerfahrung nicht in ein, zwei Jahren aufholen lassen. Deshalb ist das Hören für Sie nach wie vor anstrengend, und das wird erst allmählich besser werden. Aber ich bin sehr erfreut, dass Sie jetzt auch vieles ohne Mundbild verstehen - und das ist Ihnen noch gar nicht klar! Ich kann mir den Mund zu halten und Sie verstehen mich trotzdem."

Natalies erschöpfte Miene verrät, des Professors Freude über ihre Fortschritte schwappt heute nicht auf sie über. Er lässt sich nicht beirren und deutet auf einige weitere Blätter in der Akte, die er über Natalie angelegt hat. „Ich weiß ja, Sie haben sehr hohe Erwartungen. Deshalb möchte ich Sie an den Test erinnern, den Sie im Jahre 2007 mit Hörgeräten gemacht haben. Was wir hier sehen, ist eine Null. Also, *null* Hörvermögen. Sie haben gar nichts verstanden. Und heute verstehen Sie fast hundert Prozent der Zahlen. Das ist schon eine sehr erstaunliche, sehr schöne Entwicklung. Und wir sind nicht mehr weit entfernt von der kritischen Schwelle: Wenn das jetzt – vielleicht noch ein Jahr – so weitergeht mit Ihrer Hörentwicklung und Sie mehr und mehr trainieren, vom Mundbild wegzukommen, dann kann man möglicherweise ans Telefonieren denken. Die Voraussetzung dafür ist, dass Sie im Gehirn umschalten von Lippenlesen auf Hören. Mit Ihrem

Engagement und Ihrem Durchhaltewillen könnten Sie das schaffen."

„Was genau macht das Hören zum jetzigen Zeitpunkt für dich so mühsam?", frage ich Natalie, nachdem wir uns von Professor Baumann verabschiedet haben und uns draußen vor dem Eingang der HNO-Klinik die frische Luft um die Nase wehen lassen.

Natalie versucht, mir eine Vorstellung davon zu geben, was in ihr vorgeht, wenn sie ganz ohne Mundbild Sprache verstehen soll.

„Wenn du etwas zu mir sagst, frage ich mich: Wie lang ist der Satz? Waren es zwei Sätze? Ist es eine Feststellung? Oder ist der Satz eine Frage? Eine Frage hört man nämlich erst heraus, wenn der Satz beendet wurde. Würdest du also sagen: *Findest du den Tag heute auch so schön?*, dann macht erst die Betonung am Ende klar, ob es sich um eine Frage handelt oder nicht. Mit diesen zahlreichen Möglichkeiten, was für ein Satz das sein könnte, bin ich erst mal so beschäftigt, dass ich seinen Inhalt noch gar nicht mitbekomme. Erst wenn du den Satz wiederholst, kann ich mich auf den Inhalt konzentrieren. Worum also geht es? Geht es in deinem Satz um den Hörtest? Geht es um meine Arbeit? Ah, es geht um den schönen Tag."

Ihre ausgeprägte Kombinationsgabe gibt Natalie noch immer existenziellen Halt. Wie sollte es auch anders sein? So wie dem Hörenden das Hören als Basis der Verständigung in Fleisch und Blut übergangen ist, wurde für Natalie das Mundbild und die damit einhergehende Notwendigkeit, zu kombinieren, zur fundamentalen Voraussetzung der Kom-

munikation. Natalie ist inzwischen zwar kein Hörbaby mehr, aber der Stand ihres Hörens gleicht in diesem Stadium dem eines kleinen Kindes. Die Vorstellung, sich jetzt allein auf das für sie noch unzulängliche Hören zu verlassen, muss ihr vorkommen wie einem Anfänger der Tanz auf dem Hochseil ohne Netz.

Oktober 2010
Choreografie des Hörens

„Also, wenn jetzt eine Frau in meinem Alter ein CI bekäme und mich fragen würde, was sie erwartet, wäre es unheimlich schwierig für mich, darauf zu antworten. Natürlich könnte ich ihr sagen: Das Cochlea-Implantat ist nicht mit dem alten Hörgerät zu vergleichen. Ich könnte ihr erzählen: Einmal ist das CI kaputtgegangen. Ich musste es reparieren lassen und habe in dieser Zeit mein altes Hörgerät angezogen. Ich war furchtbar erschrocken, wie schwach und klein das alte Hörgerät auf einmal war. Ja, es ist schon so, dass ich viel mehr mitbekomme als früher."

Natalie hält inne und schaut nachdenklich in den Dampf, der aus ihrer Teetasse emporsteigt. Johannes, der ihr gegenüber am Tisch sitzt, beobachtet sie aufmerksam.

„Aber meine Erwartungshaltung war höher. Und sicher, davor haben alle Ärzte gewarnt. Nur, es ist auch wahnsinnig schwierig, selbst zu ermessen, was da eigentlich mit einem passiert."

„Wie hättest du auch etwas vollkommen Unbekanntes ermessen können?", erwidert Johannes.

„Vielleicht hätte man mir in aller Deutlichkeit sagen

müssen: Du wirst nach der Operation kein hörender Mensch sein. Auch heute würde ich mich nicht als hörenden Menschen bezeichnen. Ich höre zwar viel, viel mehr, und ich kann viel, viel mehr verstehen. Auch der Alltag ist in vielerlei Hinsicht leichter zu bewältigen. Ohne das CI hätte ich mir die Bauleitung nie zugetraut. Aber es ist eben doch nur eine Maschine im Kopf, die mich hören lässt, und die reicht lange nicht an euer Hören heran."

Natalie löffelt braunen Zucker in ihre Teetasse und rührt mit einer Bestimmtheit um, als wolle sie diese Feststellung noch einmal unterstreichen.

Johannes schüttelt entschieden den Kopf. „Doch, wir haben darüber diskutiert, dass du nicht so viel Hoffnung und nicht so viele Emotionen in diese eine Operation legen solltest. Und wir haben darüber gesprochen, dass es sehr wahrscheinlich nicht zu dem einen Tag kommen wird, an dem du dieses Gerät anschaltest und alles ist komplett anders. Im Nachhinein betrachtet, sind es viele kleine Schritte, die zu einem gewissen Erfolg geführt haben. Das CI hat dich vielleicht nicht zu einem hörenden Menschen gemacht. Es hat dich aber zu einem Menschen gemacht, der deutlich mehr hört als zuvor."

Natalie hört jetzt die Türklingel. Sie spricht mit dem Postboten über die Sprechanlage. Sie bekommt immer häufiger mit, welches Thema in einer Radiosendung behandelt wird, und sie versteht immer mehr von deren Inhalten. Sie erwidert eine Bemerkung über zwei Räume hinweg. Doch sie kann nach wie vor nicht telefonieren. Es gelingt ihr noch immer nicht, Stimmen voneinander zu unterscheiden. Auch kann sie nur schwer einer Unterhaltung folgen, wenn viele Leute um den Tisch sitzen und mehrere auf einmal sprechen. Zwar versteht sie heute über das Ohr Fragmente des Gesprächs, aber dieses neu gewonnene Hören führt ihr zugleich vor Augen, welche Inhalte sie gerade verpasst. Nach zweieinhalb Jahren Hörerfahrung ist Natalies Frustrationstoleranz ziemlich ausgereizt.

„Ich denke, ich komme jetzt langsam an die Grenzen des CI“, bemerkt Natalie in einem Tonfall, in dem Enttäuschung mitschwingt. „Ich werde nicht viel mehr erreichen. Und je mehr ich an die Grenzen komme, desto wütender werde ich. Ich müsste akzeptieren, wie es ist, aber ich bin einfach noch nicht so weit.“

Johannes erlebt Natalie jeden Tag. Hautnah erfährt er, wie sehr Hören und Verstehen – und damit einhergehend ihr Frustrationsgrad – von der Tagesform abhängen. Müdigkeit, Anspannung und Stress erschweren die Konzentration. Und er gibt zu bedenken: Steckt man ununterbrochen im Prozess des Hörenlernens, kann man schwer ermessen, wie groß die Fortschritte tatsächlich sind.

„Es sind manchmal die kleinen Momente, die mich staunen lassen“, stellt Johannes fest. „Eine Frage, die ich dir von einem Zimmer ins nächste zurufe, und du gibst die passende Antwort. Ich frage dich: *Wo ist mein Schlüssel?* Und dann kommt aus dem anderen Zimmer: *Der liegt hier auf dem Tisch.* Das hätte früher natürlich nie geklappt. Und erst wenn ich zu dir gehe und sage: *Wow, verstanden!*, fällt es dir selbst auf. Dann erschrickst du beinahe vor dem, was du auf einmal kannst. Manchmal sind es sogar längere Dialoge, die wir führen, ohne einander anzusehen. Das funktioniert sogar ziemlich oft, würde ich sagen. Es fällt mir inzwischen nur nicht mehr so auf, weil wir ja miteinander leben und das tagtäglich vorkommt."

„Erleichtert das neue Hören euren gemeinsamen Alltag oder beschwert es ihn auch?", frage ich. „Diese Umstellung verbraucht ja ziemlich viel Energie."

„Na ja, Johannes macht schon einiges mit, weil ich manchmal ziemlich genervt bin", antwortet Natalie. „Es fängt schon damit an, dass es sehr laut raschelt, wenn die Haare an das Mikrofon im Prozessor kommen. Dann ist es wirklich, als laufe man durch einen Herbstwald. Sehe ich fern und lege mich auf die Couch, verrutscht das CI meistens, und ich kann so erst recht nichts verstehen. Dann kriege ich schon mal die Wut und ziehe das Ding einfach aus."

Johannes nickt beipflichtend: „Das stimmt, dann schmeißt du das CI in die Ecke. Aber es ist lange nicht mehr so schlimm wie am Anfang. Ich erinnere mich noch an die Zeiten, als man das CI Monat für Monat immer lauter eingestellt hat und du dann heimgekommen bist. Wie wahnsinnig angespannt du da warst und wie oft du gesagt hast: Ich kann das nicht aushalten! Das tut so weh, es ist so laut! Das hat sich ziemlich geändert."

Die Erleichterung über diesen Wandel ist Johannes anzumerken. Dann wird seine Stimmlage verhaltener: „Aber du tendierst auch heute noch dazu, das CI eher leiser einzustellen, und wunderst dich dann, wenn du nicht alles verstehst. Normalerweise ist es kein Thema zwischen uns, wenn du mehrmals nachfragen musst. Aber es ärgert mich, wenn ich genau weiß: Hast Du doch dein CI gerade erst leiser gestellt. Natürlich verstehst du dann weniger, fragst aber quer durch alle Räume nach, statt zu mir zu kommen, wenn du etwas wissen willst. Am Ende laufe ich von der Küche ins Arbeitszimmer, um dir deine Frage zu beantworten. Darüber ärgere ich mich schon."

„Eigentlich ist es dann ja wie früher", sagt Natalie. In diesem Augenblick ist es ihr nicht anzumerken, ob sie das bedauert oder nicht.

Johannes ergänzt: „Außerdem denke ich, dass du manchmal mehr verstehst, als du dir selber eingestehst."

Mehr zu hören, bedeutet nicht, mehr mitzubekommen. Ich rufe mir manche Unterhaltung Hörender ins Gedächtnis, deren Beiläufigkeit nicht selten in Beliebigkeit umschlägt. Wie häufig kommt es unter Hörenden vor, dass einer redet und der andere mit seinen Gedanken ganz woanders verweilt. Würde man letzteren fragen: Was hat dein Gegenüber eben gesagt?, wüsste er vielleicht gerade noch den letzten Halbsatz zu wiederholen. Hören zu können, heißt noch nicht, aufnahmebereit für den Inhalt des Gesagten zu sein. Hören bedeutet nicht zuhören. Hören schließt auch ein, jederzeit die Ohren auf Durchzug stellen zu können. Schon aus Selbstschutz.

Nicht hören zu können, schließt diese Beiläufigkeit aus. Möchte man etwas mitteilen oder erfragen, ist man automatisch aufgefordert, sich auf den Gesprächspartner zu konzentrieren, ihn anzublicken, sich deutlich zu artikulieren. Sich einander so entschieden zuzuwenden, würdigt die gegenseitige Aufmerksamkeit. Für Beliebigkeit bleibt viel weniger Raum.

Ich stelle mir vor, wenn nach drei Jahrzehnten konzentrierter Kommunikation überall in der Umgebung Geräusche tönen, andere Stimmen murmeln und in jedem Augenblick, zu jeder Zeit, auch bei abgewandtem Blick, das Wollen, das Fragen, das Gerede eines anderen zu einem dringen kann, muss zwangsläufig Aufmerksamkeit verloren gehen. Denn woher soll das ungeschulte Ohr wissen, was von dem Gemurmel und Gelärme von Priorität ist und was nicht? Das Gehirn hat außerdem nie gelernt, darauf zu achten, was neben oder hinter dem Gesichtsfeld tönt. Zugleich muss es sich vor dem Ansturm all dessen schützen, was gleichzeitig zu hören ist. Das geht am besten, indem man auf Durchzug stellt.

„Das CI ist eine Prothese zum Hören", stelle ich fest. „Nicht mehr, aber auch nicht weniger."

„Ja, so ist das wohl", erwidert Natalie, „ein Brillenträger sagt ja auch nicht: Ich trage eine Brille, also habe ich gute Augen."

„Ich glaube, du wirst bald froh sein über das neue Hören", sagt Johannes, um dessen Mundwinkel ein verhaltenes Lächeln spielt. Der Zwischenton, der jetzt mitschwingt, ist unüberhörbar.

November 2010
Herzklopfen II

„Hier ist das Köpfchen, da der Körper, die Porundungen, der Rücken und ganz wichtig: Da schlägt das Herz."

Mit dem Cursor fährt Frauenärztin Sabine Georg die Konturen der Körperteile ab, die für den Laien auf dem bläulich leuchtenden Monitor des Ultraschallgeräts nur zu erahnen sind. Mit einem Tonfall, der eine Überraschung verheißt, fährt sie fort: „Wenn wir Farbe draufgeben, sehen wir sogar die Herzaktivität. Und wir können das auch hören!"

Sie zieht die Lautstärke des Geräts in den Maximalbereich, der Herzschlag in Natalies Bauch wummert laut durch den Behandlungsraum.

„Ohhhh, hörst du das?", ruft Natalie freudestrahlend aus. Lachend schaut sie Johannes an, der neben ihr auf einem Hocker sitzt.

„Ja, ziemlich laut und ziemlich schnell", erwidert er und schaut die Frauenärztin ein wenig sorgenvoll an.

„Genau, schneller als bei uns, und so muss das auch sein", beruhigt sie.

„Wahnsinn", staunt Natalie, „einfach Wahnsinn". Und nach einer Pause, in der sie begeistert dem Herzschlag ihres Kindes lauscht, ergänzt sie: „Ein bisschen wie Technomusik."

Johannes muss lachen und wundert sich noch immer: „Ja, unheimlich schnell."

„Vielleicht ist Techno deshalb so populär", bemerkt Natalie grinsend.

Sie ist im sechsten Monat schwanger. Heute hören sie und Johannes nicht nur zum ersten Mal die Herztöne ihres Kindes. Nach einundzwanzig Wochen und anfänglichem Zieren des Embryos erlaubt selbiger plötzlich verräterische Einblicke zwischen die Beinchen.

„Ah", stellt die Ärztin erfreut fest, „auch wenn es sich bewegt, sehe ich nichts, was auf einen Jungen hinweist. Da ist wirklich nur die Nabelschnur. Ganz festlegen möchte ich mich noch nicht. Aber ich würde sagen: hochgradiger Verdacht auf ein Mädchen."

März 2011

Nach der siebenunddreißigsten Woche kündigt sich die Niederkunft an. Während der Geburt rutscht der Prozessor von Natalies Ohr und der Magnet löst sich. Kurzerhand legt sich Johannes neben Natalie und leiht ihr sein Ohr für die Anweisungen der Hebamme. Er wiederholt alles, was sie sagt, und Natalie liest die Wörter von seinen Lippen. Während sie gebärt, ist um sie Stille. Ihre Gegenwart sind nur der Schmerz und Johannes.

An einem Montag, es ist der 14. März, kommt Aurelia Matilda zur Welt. Kurz nach der Geburt wird ihr Gehör getestet, was heute bei allen Neugeborenen üblich ist. Sie hört.

April 2011

Baby Aurelia liegt satt und zufrieden in Natalies Arm. Sie und Johannes sitzen entspannt im Wohnzimmer und genießen die Ruhe des Augenblicks. „Ich merke schon, wie ich immer die Ohren spitz halte und versuche, herauszuhören: Ist sie das, oder ist das ein anderes Geräusch? Ab einer gewissen Lautstärke höre ich sie, außerdem hat sie ja einen bestimmten Rhythmus beim Schreien, und den höre ich meistens aus den Alltagsgeräuschen heraus."

Aurelia lässt ein zartes Quietschen ertönen, und ich bilde mir ein, sie pflichtet den Worten ihrer Mutter bei.

Natalie ergänzt: „Und zur Sicherheit haben wir ein Gerät, das ab einem bestimmten Geräuschpegel vibriert und in allen Räumen Licht aufblitzen lässt. Nachts allerdings weckt mich Johannes, wenn sie aufwacht. In den ersten Nächten hatte ich noch versucht, mit CI zu schlafen, aber das ist doch sehr unbequem und auch sehr anstrengend. Ich bin es ja gewohnt, nachts nichts zu hören."

Natalie hebt den Säugling in die Höhe, dessen Körper in zwei Hände passt, und übergibt das Kind Johannes. Während er Aurelia in seine Armbeuge bettet, wendet er ein: „Ich meine, du hast so eine Intuition. Heute Nacht zum Beispiel bist du aufgewacht, hast mich angestupst und gesagt, ich glaube, Aurelia kommt jetzt demnächst. Und tatsächlich: Kurz darauf begann sie zu schreien."

„Ja, schon, es stellt sich eine gewisse Sensibilität ein", erwidert Natalie. „Aber ich werde immer eine schwerhörige Mutter sein. Und das Kind wird mit mir anders umgehen müssen als mit anderen Menschen. Aber das wird es automatisch tun. Ich habe das ja bei meinen Schwestern erlebt. Die sind neun und elf Jahre jünger als ich, und sie haben sofort gemerkt, dass man mit mir anders spricht, ohne dass man ihnen das erklären musste. Und das wird bei unserem Kind auch der Fall sein. Es wird merken: Die Mama hört nicht so gut. Wenn es zum Beispiel Hilfe haben will, weil es eine Mathematikaufgabe nicht verstanden hat, und ich in einem anderen Zimmer bin, dann nutzt möglicherweise kein Rufen, sondern es muss eben doch zur Mama hinlaufen und fragen. Unser Kind wird von alleine merken, dass seine Mutter anders ist als andere Mütter."

Juli 2011

Während Natalie Christels und Wolfgangs Wohnung betritt, verklingen die letzten Töne von LaLeLu. Zugleich fährt das Bändchen zum Ziehen wieder vollständig in den Leib des Bären mit roter, runder Nase und gestreifter Zipfelmütze. Jetzt liegt die Spieluhr schweigend neben Baby Aurelia, das tief und fest in seinem Maxi-Cosi schlummert.

„Als ich sie die Treppe zu euch hochgetragen habe, ist sie eingeschlafen", flüstert Natalie.

Christel raunt: „Stell sie in unser Schlafzimmer, dort ist sie ungestört."

Natalie trägt das Kind ins Schlafzimmer und lehnt im Hinausgehen die Tür an. „Ich denke, wir sollten gleich loslegen, ehe sie wieder aufwacht."

Natalie setzt sich im Esszimmer an den Tisch und Christel drückt ihr ein Telefon in die Hand. Christel selbst geht in das Arbeitszimmer und schließt hinter sich alle Türen. Jetzt greift sie nach einem zweiten Telefon auf dem Schreibtisch, wählt *intern*, das Telefon im Esszimmer klingelt, Natalie nimmt den Hörer ab und stellt auf Lautsprecherfunktion.

Natalie: Hallo?

Laut und deutlich schallt Christels Stimme aus dem Hörer.

Christel: Hallo, Natalie.
Natalie: Hallo, Christel.
Christel: Wie geht es dir?
Natalie: Gut. Und dir?
Christel: Danke, gut. Hast du die Aurelia schon in der Krabbelstube angemeldet?
Natalie: Nee, noch nicht, aber der Johannes bemüht sich darum.

Christel: Ah, der Johannes kümmert sich. Gut. Ab welchem Alter nehmen sie Kinder auf?

Natalie: Noch einmal.

Christel: Ab welchem Alter nehmen sie Kinder auf?

Natalie: Ab welchem Alltag – ? Ah! Ab welchem *Alter* sie die Kinder aufnehmen! Ab einem Jahr.

Christel: Und wie geht es mit deinem Mutterherz, das Kind abzugeben? Hast du da ein Problem?

Natalie: Ja, das Mutterherz blutet bestimmt, aber da muss man wohl durch.

Mit vertrauten Personen wie Christel, Wolfgang, Johannes, ihren Schwestern oder ihrem Vater telefoniert Natalie mittlerweile. Die Missverständnisse, die immer wieder vorkommen, lassen sich leicht korrigieren. Mit Fremden, entfernten Bekannten oder Auftraggebern wagt sie es nicht.

Klangwelt

Über drei Jahre sind nach dem Anschalten des Implantats vergangen. Ich bitte Natalie darum, mit mir ein Tonstudio zu besuchen. Ich frage mich, wie leicht es ihr inzwischen wohl fällt, in einem vor Störgeräuschen geschützten Raum Geräusche und vor allem Stimmen voneinander zu unterscheiden. Natalie lässt sich auf das Experiment ein. Wir spielen ihr Gesprächsausschnitte von Johannes, Christel, ihrem Vater und ihrer Schwester Lara vor. Sie erkennt jede der Stimmen. Wir lassen Babyschreien und einige andere Geräusche ertönen, die sie, manchmal nach nochmaligem Hören, zuzuordnen weiß. Zuletzt erklingt ein eigenwilliges Gebrüll. Natalie beschreibt in diesem Fall genauer, was sie vernimmt: „Das Geräusch hört sich an wie das trockene Brüllen eines Löwen", sagt sie. „Ja, wie das bekannte Brüllen des Filmlöwen aus dem Filmvorspann von Metro-Goldwyn-Mayer."

Genau dieses Löwengebrüll ertönt vom Band.

Alles auf Anfang

Nach fast fünf Jahren entzündet sich das Implantat plötzlich. Auch nach monatelanger Behandlung geht die Entzündung nicht zurück. Eigentlich wollte Natalie kein zweites Implantat. Doch übereinstimmend teilen ihr mehrere Ärzte mit, das Implantat müsse möglicherweise entfernt werden. Sie befürchtet, mit dem CI das neu gewonnene Hören zu verlieren. Und sie entschließt sich dazu, ein zweites Implantat setzen zu lassen. Sollte das erste ausfallen, würde sie wenigstens mit dem zweiten hören können. Wieder im Monat April des Jahres 2013 wird Natalie operiert.

Zuvor hatte man ihr gesagt, dass sie mit dem zweiten Implantat das Hören neu lernen und wieder Hörunterricht würde nehmen müssen. Als es erstmals angepasst wird, schaltet sie das CI auf dem geübten Ohr aus. Natalie muss feststellen, dass sie auf dem frisch operierten Ohr tatsächlich wieder bei null anfangen muss. Kein Geräusch kann sie identifizieren, kein Wort verstehen. Als hätte sie nie zuvor in ihrem Leben Laute, Töne oder

Sprache gehört. Auch ein Jahr nach der Operation kann sie auf dem rechten Ohr ähnlich klingende Wörter kaum unterscheiden.

Glücklicherweise geht die Entzündung auf der linken Seite doch noch zurück. Jetzt trägt sie auf beiden Ohren CI-Prozessoren. Ihre Umgebung verstehen kann sie bislang nur auf dem geübten Ohr.

Nachwort von Natalie

Ganze sechs Jahre sind nun vergangen, seitdem die Klänge in meine Ohren prasseln und es tagsüber nicht mehr still ist. Mein linkes Ohr ist jetzt sozusagen ein Grundschulkind. Oft werde ich gefragt, was ich nun am liebsten höre.

Natürlich ist meine Klangwelt wesentlich voller als vor sechs Jahren, und ich kann mittlerweile den Rollkoffer vom Hubschrauber unterscheiden. Allerdings ist es noch fast unmöglich, die Stimme meiner Tochter aus den vielen Kinderstimmen auf dem Spielplatz herauszuhören. Dafür ist ihr glockenhelles Lachen, wenn wir zu Hause herumtoben, für mich eines der schönsten Geräusche.

Ich bin noch nicht so weit, das „Hören" wirklich zu genießen. Es gibt einfach noch zu viele Töne, die ich nicht einordnen, auseinanderhalten oder ausschalten kann. Auch das Telefonieren übe ich nicht gern. Es ist für mich nach wie vor wesentlich spannender, den Menschen im Gespräch anzusehen, als durch die Leitung seine Gestik lediglich zu erahnen oder seine Gefühle nur zu hören.

Doch ich bin zuversichtlich, dass das Ohr während seiner schulischen Laufbahn weiter dazulernt und gedeiht. Und dass ich, wenn meine Tochter eines Tages in die weite Welt hinausgeht, sehnsüchtig das Mobiltelefon anschaue, bis sie anruft und ich ihrer Stimme lauschen kann.

Dank

Danke an meinen Liebsten, der mich immer wieder anspornte, dieses Buch überhaupt zu verfassen. Dank an meine Mutter und meine Tante für das erste kritische Probelesen und dafür, dass sie immer an mich glauben. Danke an Natalies Lebenspartner für sein Vertrauen und an das kleine Flohmädchen, das mir immer wieder das Herz öffnet. Familie Girth für ihre Unterstützung, nicht nur den Film zu realisieren, sondern auch dieses Buch zu verfassen. Christel und Wolfgang Tratzki für das bereitwillige Mitteilen ihrer langjährigen Erfahrung mit hörgeschädigten Menschen, die, wenn wir zu Besuch kamen, immer auch so herzlich für unser kulinarisches Wohl sorgten. Sofia Wegner und ihre Mutter Ingeborg Hammeran für die Einblicke, die sie mir in ihre Geschichte und auch in die Sprache des Gebärdens gewährten. Jutta Stössinger für ihren feinsinnigen und fachkundigen Blick der Redakteurin und ihre Ermutigung, das Buch auch wirklich zu Ende zu bringen. Dr. Silke Helbig und Prof. Uwe Baumann vom Universitätsklinikum Frankfurt am Main, Hörtrainerin Barbara Bumann vom Cochlear Implant Centrum in Friedberg und Susann Schmid-Giovannini für ihre wertvollen Fachkommentare. Esther Schapira und Georg Hafner, die sich für den Film und somit auch für das Buch einsetzten. Im Mabuse-Verlag Tobias Frisch, der sich um die Veröffentlichung dieses Buchs kümmerte, das Sonja Siegert gestreng und feinfühlig lektorierte.

Danke Natalie, du hast mich mitgenommen auf diese Reise in die Welt der Töne, die mich auch so vieles über die Stille lehrte. Die Reise ist nicht zu Ende.

Literaturhinweise

„Wege zur Sprache: Ein Ratgeber zur Sprachentwicklung bei Kindern mit Cochlea-Implantat“ von Giesela Szagun, Lengerich: Pabst Science 2012. Kontakt und weitere Literatur unter *www.gieselaszagun.com.*

„Sprachentwicklung bei Kindern mit Cochleaimplantat – Ein Elternratgeber“ von Giesela Szagun, Deutscher Gehörlosen-Bund e. V 2010.

„Familienhandbuch“, Bayerisches Staatsministerium für Arbeit und Sozialordnung, Familien und Frauen.

„Sprich mit mir“ von Susann Schmid-Giovannini, Marhold Verlag 1980.

„Vom Stethoskop zum Cochlea-Implantat“ von Susann Schmid-Giovannini, Verlag S. Schmid-Giovannini 2007.

Lesetipps

„Taube Nuss. Nichtgehörtes aus dem Leben eines Schwerhörigen“ von Alexander Görsdorf, Rowohlt Verlag 2013.

„Schreien nützt nichts. Mittendrin statt still dabei“ von Helene Jarmer, Südwest Verlag 2011.

„Mit anderen Augen – Vom Kind gehörloser Eltern zum Komponisten“ von Helmut Oehrring, Random House Verlagsgruppe 2011.

„Unerhört. Eine Entdeckungsreise durch die Welt der Gehörlosigkeit und Gebärdensprache“ von Valerie Clarke, ZIEL Verlag 2010.

„Freak City“ von Kathrin Schrocke, Sauerländer Verlag 2010.

„Jeder sprach hier Gebärdensprache. Erblich bedingte Gehörlosigkeit auf der Insel Martha‘s Vineyard“ von Nora Ellen Groce, Signum Verlag, 2. Aufl. 2005.

„Die Welt in meinen Händen. Ein Leben ohne Hören und Sehen“ von Peter Hepp, List Verlag 2005.

„Das Lächeln des Delphins“ von Pascale Noa Bercovitch, Ullstein Verlag 2001.

„Der Schrei der Möwe“ von Emanuelle Laborit, Lübbe Verlag 1995.

„Bevor du liebst“ von Hannah Green, Diogenes 1993.

„Stumme Stimmen: Reise in die Welt der Gehörlosen“ von Oliver Sachs, Rowohlt Verlag 1992.

„Gehörlose – Eine Kultur bringt sich zur Sprache“ von Padden & Humphries, Signum Verlag 1991.

„Mit der Seele hören“ von Harlan Lane, Carl Hanser Verlag 1988.

Filmtipps

„Natalie oder Der Klang nach der Stille“, Dokumentarfilm D., 2012.

„Louisa“, Dokumentarfilm D., 2011.

„Jenseits der Stille“, Spielfilm D., 1996.

„Gottes vergessene Kinder“ (Children of a Lesser God), Spielfilm USA, 1986.